# 药性歌括四百味

## 白话讲记 ⑦

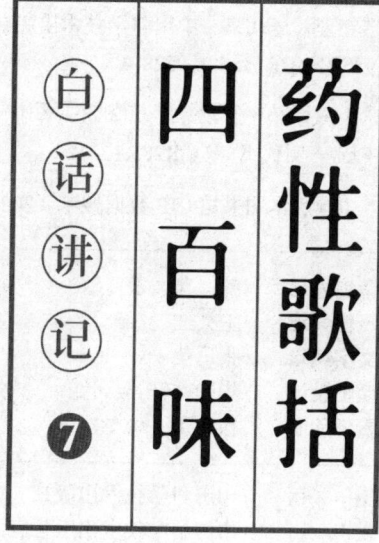

中医古籍白话普及系列

曾培杰 —— 编著
汪雪美 甘金宝 —— 整理

中国科学技术出版社
·北京·

## 图书在版编目（CIP）数据

《药性歌括四百味》白话讲记. ⑦ / 曾培杰编著；汪雪美，甘金宝整理. —北京：中国科学技术出版社，2022.10

ISBN 978-7-5046-9528-4

Ⅰ. ①药… Ⅱ. ①曾… ②汪… ③甘… Ⅲ. ①中药性味－方歌－中国－明代 Ⅳ. ① R285.1

中国版本图书馆 CIP 数据核字（2022）第 054200 号

| 策划编辑 | 韩　翔　于　雷 |
| --- | --- |
| 责任编辑 | 王久红 |
| 文字编辑 | 张玥莹 |
| 装帧设计 | 华图文轩 |
| 责任印制 | 徐　飞 |

| 出　　版 | 中国科学技术出版社 |
| --- | --- |
| 发　　行 | 中国科学技术出版社有限公司发行部 |
| 地　　址 | 北京市海淀区中关村南大街 16 号 |
| 邮　　编 | 100081 |
| 发行电话 | 010-62173865 |
| 传　　真 | 010-62179148 |
| 网　　址 | http://www.cspbooks.com.cn |

| 开　　本 | 889mm×1194mm　1/32 |
| --- | --- |
| 字　　数 | 120 千字 |
| 印　　张 | 9 |
| 版　　次 | 2022 年 10 月第 1 版 |
| 印　　次 | 2022 年 10 月第 1 次印刷 |
| 印　　刷 | 运河（唐山）印务有限公司 |
| 书　　号 | ISBN 978-7-5046-9528-4/R・2877 |
| 定　　价 | 26.00 元 |

（凡购买本社图书，如有缺页、倒页、脱页者，本社发行部负责调换）

## 内容提要

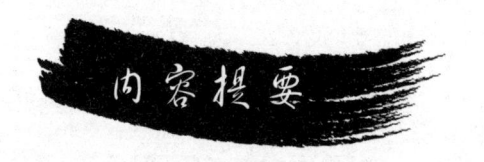

《药性歌括四百味》为明代医家龚廷贤所撰,在医药界流传颇广,影响很大,是一部深受读者欢迎的中医阐释性读物。该书以四言韵语文体,介绍了四百余味常用中药的功效和应用。内容简要,押韵和谐,便于记诵,不失为初学者的良师益友。但因成书年代久远,有些文字比较深奥,错讹之处亦属难免。鉴于此,编者以原著为依托,在无损原著的前提下,结合编者日常所遇病例,采用讲故事的形式,生动形象地讲述了各种药物的性味归经、主治及配伍方法等,轻松达到传播与教授中医文化及中草药知识的目的。本套丛书将四百余味中药划分为110课，方便读者分段学习，有节奏，不枯燥。书中所举病例亦是通俗易懂，实用性强，适合于中医药工作者、中医药院校广大师生及中医药爱好者阅读参考。

# 前言

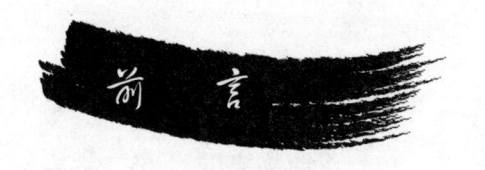

拉筋可疏肝气，扩胸可开胸肺。

深蹲可健脾胃，转摇可壮腰肾。

伸展可升阳气，跺脚可降浊阴。

身体上的问题，我们可以通过导引来畅达之。

心灵上的问题，我们又该如何化解呢？

当烦恼来敲门时，不论是对抗较劲，还是害怕逃避，它依然还在。

烦恼就像是送信的邮递员，你没接收，他就会不断地敲门提醒。

你接收了这封信,邮递员才会自动离开。

烦恼来时,安之若素;烦恼去时,一尘不染。

心灵上的烦恼来时,我们只需要平静地注视。心灵就像一面镜子,照出大千世界,喜怒哀乐,悲欢离合,而镜子始终如一。

# 目录

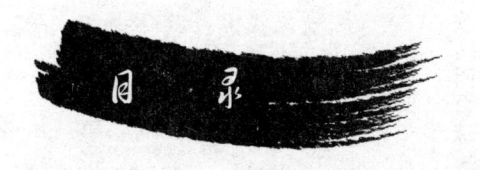

《药性歌括四百味》原文 / 001

## 第74课 阿魏、水银、轻粉、砒霜 / 037

阿魏性温,除癥破结,止痛杀虫,传尸可灭。
水银性寒,治疥杀虫,断绝胎孕,催生立通。
轻粉性燥,外科要药,杨梅诸疮,杀虫可托。
砒霜大毒,风痰可吐,截疟除哮,能消沉痼。

## 第75课 雄黄、珍珠、牛黄、琥珀 / 053

雄黄苦辛,辟邪解毒,更治蛇虺,喉风息肉。
珍珠气寒,镇惊除痫,开聋磨翳,止渴坠痰。
牛黄味苦,大治风痰,定魄安魂,惊痫灵丹。
琥珀味甘,安魂定魄,破瘀消癥,利水通涩。

## 第76课 血竭、石钟乳、阳起石、桑椹子 / 069

血竭味咸,跌仆损伤,恶毒疮痈,破血有谁。
石钟乳甘,气乃慓悍,益气固精,治目昏暗。
阳起石甘,肾气乏绝,阴痿不起,其效甚捷。
桑椹子甘,解金石燥,清除热渴,染须发皓。

## 第77课 蒲公英、石韦、萹蓄、鸡内金 / 085

蒲公英苦,溃坚消肿,结核能除,食毒堪用。
石韦味苦,通利膀胱,遗尿或淋,发背疮疡。
萹蓄味苦,疥瘙疽痔,小儿蛔虫,女人阴蚀。
鸡内金寒,溺遗精泄,禁痢漏崩,更除烦热。

## 第78课 鲤鱼、芡实、石莲子、藕 / 105

鲤鱼味甘,消水肿满,下气安胎,其功不缓。
芡实味甘,能益精气,腰膝酸疼,皆主湿痹。
石莲子苦,疗噤口痢,白浊遗精,清心良剂。
藕味甘寒,解酒清热,消烦逐瘀,止吐衄血。

## 第79课 龙眼、莲子须、石榴皮、陈仓米 / 119

龙眼味甘,归脾益智,健忘怔忡,聪明广记。
莲须味甘,益肾乌须,涩精固髓,悦颜补虚。

石榴皮酸，能禁精漏，止痢涩肠，染须尤妙。
陈仓谷米，调和脾胃，解渴除烦，能止泻痢。

## 第80课　莱菔子、砂糖、饴糖、麻油　/　135

莱菔子辛，喘咳下气，倒壁冲墙，胀满消去。
砂糖味甘，润肺利中，多食损齿，湿热生虫。
饴糖味甘，和脾润肺，止咳消痰，中满休食。
麻油性冷，善解诸毒，百病能治，功难悉述。

## 第81课　白果、胡桃、梨、榧子　/　151

白果甘苦，喘嗽白浊，点茶压酒，不可多嚼。
胡桃肉甘，补肾黑发，多食生痰，动气之物。
梨味甘酸，解酒除渴，止嗽消痰，善驱烦热。
榧实味甘，主疗五痔，蛊毒三虫，不可多食。

## 第82课　竹茹、竹叶、竹沥、莱菔根　/　163

竹茹止呕，能除寒热，胃热咳哕，不寐安歇。
竹叶味甘，退热安眠，化痰定喘，止渴消烦。
竹沥味甘，阴虚痰火，汗热烦渴，效如开锁。
莱菔根甘，下气消谷，痰癖咳嗽，兼解面毒。

## 第83课　灯草、艾叶、绿豆、川椒　/　181

灯草味甘，能利小便，癃闭成淋，湿肿为最。
艾叶温平，温经散寒，漏血安胎，心痛即安。
绿豆气寒，能解百毒，止渴除烦，诸热可服。
川椒辛热，祛邪逐寒，明目杀虫，温而不猛。

## 第84课　胡椒、石蜜、马齿苋、葱白　/　203

胡椒味辛，心腹冷痛，下气温中，跌仆堪用。
石蜜甘平，入药炼熟，益气补中，润燥解毒。
马齿苋寒，青盲白翳，利便杀虫，癥痈咸治。
葱白辛温，发表出汗，伤寒头痛，肿痛皆散。

## 第85课　胡荽、韭、大蒜、食盐　/　229

胡荽味辛，上止头痛，内消谷食，痘疹发生。
韭味辛温，祛除胃寒，汁清血瘀，子医梦泄。
大蒜辛温，化肉消谷，解毒散痈，多用伤目。
食盐味咸，能吐中痰，心腹卒痛，过多损颜。

**方药集锦　/　252**

**精彩回顾　/　271**

**后记　/　277**

# 《药性歌括四百味》原文

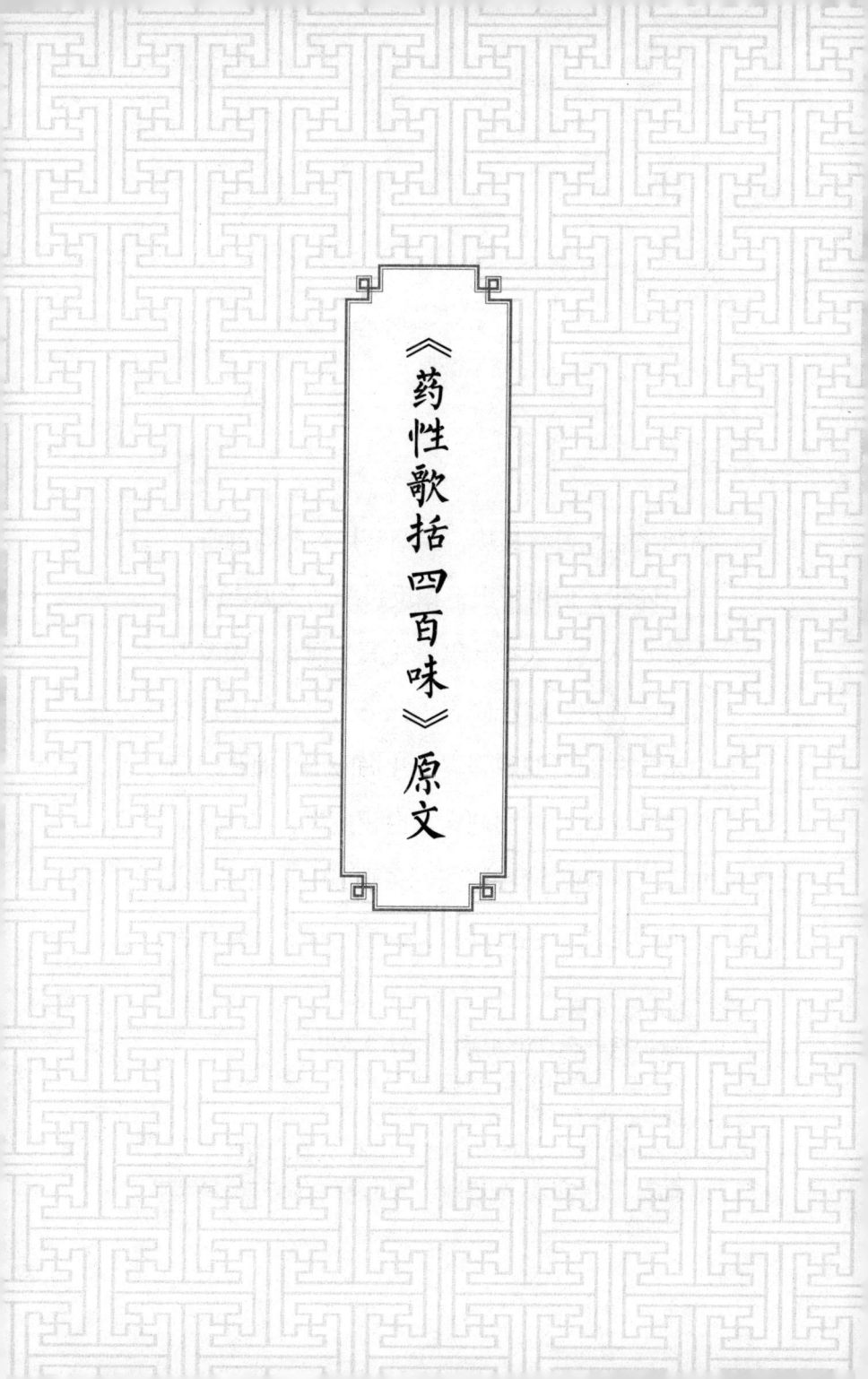

诸药之性，各有其功，温凉寒热，补泻宣通。

君臣佐使，运用于衷，相反畏恶，立见吉凶。

人参①味甘，大补元气，止渴生津，调荣养卫。

黄芪②性温，收汗固表，托疮生肌，气虚莫少。

白术③甘温，健脾强胃，止泻除湿，兼祛痰痞。

茯苓④味淡，渗湿利窍，白化痰涎，赤通水道。

甘草⑤甘温，调和诸药，炙则温中，生则泻火。

当归⑥甘温，生血补心，扶虚益损，逐瘀生新。

---

① 去芦用，反藜芦。
② 绵软如箭干者，疮疡生用，补虚蜜水炒用。
③ 去芦油，淘米泔水洗，薄切晒干，或陈土、壁土炒。
④ 去黑皮，中有赤筋，要去净，不损人目。
⑤ 一名国老，能解百毒，反甘遂、海藻、大戟、芫花。
⑥ 酒浸，洗净切片，体肥痰盛，姜汁浸晒。身养血，尾破血，全活血。

白芍① 酸寒，能收能补，泻痢腹痛，虚寒勿与。

赤芍② 酸寒，能泻能散，破血通经，产后勿犯。

生地③ 微寒，能消湿热，骨蒸烦劳，养阴凉血。

熟地④ 微温，滋肾补血，益髓填精，乌须黑发。

麦门⑤ 甘寒，解渴祛烦，补心清肺，虚热自安。

天门⑥ 甘寒，肺痿肺痈，消痰止嗽，喘热有功。

黄连⑦ 味苦，泻心除痞，清热明眸，厚肠止痢。

黄芩⑧ 苦寒，枯泻肺火，子清大肠，湿热皆可。

黄柏⑨ 苦寒，降火滋阴，骨蒸湿热，下血堪任。

栀子⑩ 性寒，解郁除烦，吐衄胃痛，火降小便。

---

① 有生用者，有酒炒用者。
② 宜用生。
③ 一名地髓，怀庆出者，用酒洗，竹刀切片，晒干。
④ 用怀庆生地黄，酒拌蒸至黑色，竹刀切片，勿犯铁器，忌萝卜葱蒜，用姜汁炒，除膈闷。
⑤ 水浸，去心用，不令人烦。
⑥ 水浸，去心皮。
⑦ 去须，下火童便，痰火姜汁，伏火盐汤，气滞火吴萸，肝胆火猪胆，实火朴硝，虚火酒炒。
⑧ 去皮枯朽，或生或酒炒。
⑨ 去粗皮，或生，或酒，或蜜，或童便，或乳汁炒，一名黄檗。
⑩ 生用清三焦实火，炒黑清三焦郁热，又能清曲屈之火。

连翘① 苦寒，能消痈毒，气聚血凝，湿热堪逐。
石膏② 大寒，能泻胃火，发渴头痛，解肌立妥。
滑石③ 沉寒，滑能利窍，解渴除烦，湿热可疗。
贝母④ 微寒，止嗽化痰，肺痈肺痿，开郁除烦。
大黄苦寒，实热积聚，蠲痰逐水，疏通便闭。
柴胡⑤ 味苦，能泻肝火，寒热往来，疟疾均可。
前胡⑥ 微寒，宁嗽化痰，寒热头痛，痞闷能安。
升麻⑦ 性寒，清胃解毒，升提下陷，牙痛可逐。
桔梗⑧ 味苦，疗咽痛肿，载药上升，开胸利壅。
紫苏叶⑨ 辛，风寒发表，梗下诸气，消除胀满。
麻黄⑩ 味辛，解表出汗，身热头痛，风寒发散。

---

① 去梗心。
② 或生或煅，一名解石。
③ 细腻洁白者佳，粗头青黑者勿用，研末以水飞过。
④ 去心，黄白色轻松者佳。
⑤ 去芦，要北者佳。
⑥ 去芦，要软者佳。
⑦ 去须，青绿者佳。
⑧ 去芦，青白者佳。
⑨ 背面并紫者佳。
⑩ 去根节，宜陈久，止汗用根。

葛根①味甘，祛风发散，温疟往来，止渴解酒。

薄荷②味辛，最清头目，祛风散热，骨蒸宜服。

防风③甘温，能除头晕，骨节痹痛，诸风口噤。

荆芥④味辛，能清头目，表汗祛风，治疮消瘀。

细辛⑤辛温，少阴头痛，利窍通关，风湿皆用。

羌活⑥微温，祛风除湿，身痛头痛，舒筋活络。

独活⑦辛苦，颈项难舒，两足湿痹，诸风能除。

知母⑧味苦，热渴能除，骨蒸有汗，痰咳皆舒。

白芷⑨辛温，阳明头痛，风热瘙痒，排脓通用。

藁本⑩气温，除头巅顶，寒湿可祛，风邪可屏。

香附⑪味甘，快气开郁，止痛调经，更消宿食。

---

① 白粉者佳。
② 一名鸡苏，龙脑者佳，辛香通窍而散风热。
③ 去芦。
④ 一名假苏，用穗又能止冷汗虚汗。
⑤ 华阴者佳，反藜芦，能发少阴之汗。
⑥ 一名羌青，目赤亦要。
⑦ 一名独摇草，又名胡王使者。
⑧ 去皮毛，生用泻胃火，酒炒泻肾火。
⑨ 一名芳香，可作面脂。
⑩ 去芦。
⑪ 即莎草根，忌铁器。

乌药① 辛温，心腹胀痛，小便滑数，顺气通用。

枳实② 味苦，消食除痞，破积化痰，冲墙倒壁。

枳壳③ 微寒，快气宽肠，胸中气结，胀满堪尝。

白蔻④ 辛温，能祛瘴翳，温中行气，止呕和胃。

青皮⑤ 苦温，能攻气滞，削坚平肝，安胃下食。

陈皮⑥ 辛温，顺气宽膈，留白和胃，消痰去白。

苍术⑦ 苦温，健脾燥湿，发汗宽中，更祛瘴翳。

厚朴⑧ 苦温，消胀泄满，痰气泻痢，其功不缓。

南星⑨ 性热，能治风痰，破伤强直，风搐自安。

半夏⑩ 味辛，健脾燥湿，痰厥头疼，嗽呕堪入。

藿香⑪ 辛温，能止呕吐，发散风寒，霍乱为主。

---

① 一名旁其，一名天台乌。
② 如鹅眼，色黑，陈者佳，水浸去穰，切片麸炒。
③ 水浸去穰，切片麸炒。
④ 去壳取仁。
⑤ 水浸去穰，切片。
⑥ 温水略洗，刮去穰，又名橘红。
⑦ 米泔水浸透，搓去黑皮，切片炒干。
⑧ 要厚如紫豆者佳，去粗皮，姜汁炒。
⑨ 姜汤泡透，切片用，或为末，包入牛胆内，名曰牛胆南星。
⑩ 一名守田，反乌头，滚水泡透，切片，姜汁炒。
⑪ 或用叶，或用梗，或梗叶兼用。

槟榔①辛温，破气杀虫，祛痰逐水，专除后重。

腹皮②微温，能下膈气，安胃健脾，浮肿消去。

香薷③味辛，伤暑便涩，霍乱水肿，除烦解热。

扁豆④微温，转筋吐泻，下气和中，酒毒能化。

猪苓⑤味淡，利水通淋，消肿除湿，多服损肾。

泽泻⑥甘寒，消肿止渴，除湿通淋，阴汗自遏。

木通⑦性寒，小肠热闭，利窍通经，最能导滞。

车前子⑧寒，溺涩眼赤，小便能通，大便能实。

地骨皮⑨寒，解肌退热，有汗骨蒸，强阴凉血。

木瓜⑩味酸，湿肿脚气，霍乱转筋，足膝无力。

威灵⑪苦温，腰膝冷痛，消痰痃癖，风湿皆用。

---

① 如鸡心者佳。
② 多有鸩粪毒，用黑豆汤洗净。
③ 陈久者佳。
④ 微炒。
⑤ 削去黑皮，切片。
⑥ 去毛。
⑦ 去皮切片。
⑧ 去壳。
⑨ 去骨。
⑩ 酒洗。
⑪ 去芦酒洗。

牡丹① 苦寒，破血通经，血分有热，无汗骨蒸。

玄参② 苦寒，清无根火，消肿骨蒸，补肾亦可。

沙参③ 味苦，消肿排脓，补肝益肺，退热除风。

丹参④ 味苦，破积调经，生新去恶，祛除带崩。

苦参⑤ 味苦，痈肿疮疥，下血肠风，眉脱赤癞。

龙胆苦寒，疗眼赤疼，下焦湿肿，肝经热烦。

五加皮⑥ 温，祛痛风痹，健步坚筋，益精止沥。

防己气寒，风湿脚痛，热积膀胱，消痈散肿。

地榆⑦ 沉寒，血热堪用，血痢带崩，金疮止痛。

茯神⑧ 补心，善镇惊悸，恍惚健忘，兼除怒恚。

远志⑨ 气温，能祛惊悸，安神镇心，令人多记。

酸枣⑩ 味酸，敛汗祛烦，多眠用生，不眠用炒。

---

① 去骨。
② 紫黑者佳，反藜芦。
③ 去芦，反藜芦。
④ 反藜芦。
⑤ 反藜芦。
⑥ 此皮浸酒，轻身延寿，宁得一把五加，不用金玉满车。
⑦ 如虚寒水泻，切宜忌之。
⑧ 去皮木。
⑨ 甘草汤浸一宿，去骨晒干。
⑩ 去核取仁。

菖蒲①性温,开心利窍,祛痹除风,出声至妙。
柏子②味甘,补心益气,敛汗润肠,更疗惊悸。
益智③辛温,安神益气,遗溺遗精,呕逆皆治。
甘松味香,善除恶气,治体香肌,心腹痛已。
小茴④性温,能除疝气,腹痛腰疼,调中暖胃。
大茴⑤味辛,疝气脚气,肿痛膀胱,止呕开胃。
干姜⑥味辛,表解风寒,炮苦逐冷,虚寒尤堪。
附子⑦辛热,性走不守,四肢厥冷,回阳功有。
川乌⑧大热,搜风入骨,湿痹寒疼,破积之物。
木香⑨微温,散滞和胃,诸风能调,行肝泻肺。
沉香降气,暖胃追邪,通天彻地,气逆为佳。

---

① 去毛,一寸九节者佳,忌铁器。
② 去壳取仁,即柏仁。
③ 去壳取仁,研碎。
④ 盐酒炒。
⑤ 即怀香子。
⑥ 纸包水浸,火煨,切片慢火煨至极黑,亦有生用者。
⑦ 皮黑,顶正圆,一两一枚者佳,面裹火煨,去皮脐,童便浸一宿,慢火煮,晒干密封,切片用,亦有该用生者。
⑧ 顶歪斜,制同附子。
⑨ 形如枯骨,苦口粘牙者佳。

丁香[1]辛热，能除寒呕，心腹疼痛，温胃可晓。

砂仁[2]性温，养胃进食，止痛安胎，通经破滞。

荜澄茄[3]辛，除胀化食，消痰止哕，能逐寒气。

肉桂[4]辛热，善通血脉，腹痛虚寒，温补可得。

桂枝小梗，横行手臂，止汗舒筋，治手足痹。

吴萸[5]辛热，能调疝气，脐腹寒疼，酸水能治。

延胡[6]气温，心腹卒痛，通经活血，跌仆血崩。

薏苡[7]味甘，专除湿痹，筋节拘挛，肺痈肺痿。

肉蔻[8]辛温，脾胃虚冷，泻痢不休，功可立等。

草蔻[9]辛温，治寒犯胃，作痛呕吐，不食能食。

诃子[10]味苦，涩肠止痢，痰嗽喘急，降火敛肺。

---

[1] 雄丁香如钉子长，雌丁香如枣核大。
[2] 去壳取仁。
[3] 系嫩胡椒，青时摘取者是。
[4] 去粗皮，不见火，妊娠用要炒黑，厚者肉桂，薄者官桂。
[5] 去梗，汤泡，微炒。
[6] 即玄胡索。
[7] 一名穿谷米，去壳取仁。
[8] 一名肉果，面包，煨熟切片，纸包，捶去油。
[9] 建宁有淡红花内白色子是真的。
[10] 又名诃藜勒，六棱黑色者佳，火煨去核。

草果①味辛，消食除胀，截疟逐痰，解瘟辟瘴。

常山②苦寒，截疟除痰，解伤寒热，水胀能宽。

良姜③性热，下气温中，转筋霍乱，酒食能攻。

山楂④味甘，磨消肉食，疗疝催疮，消膨健胃。

神曲⑤味甘，开胃进食，破结逐痰，调中下气。

麦芽⑥甘温，能消宿食，心腹膨胀，行血散滞。

苏子味辛，祛痰降气，止咳定喘，更润心肺。

白芥子⑦辛，专化胁痰，疟蒸痞块，服之能安。

甘遂⑧苦寒，破癥消痰，面浮蛊胀，利水能安。

大戟⑨甘寒，消水利便，腹胀癥坚，其功瞑眩。

芫花⑩寒苦，能消胀蛊，利水泻湿，止咳痰吐。

---

① 去壳取仁。
② 酒浸切片。
③ 结实秋收名红豆蔻，善解酒毒，余治同。
④ 一名糖球子，俗呼山里红，蒸，去核用。
⑤ 炒黄色。
⑥ 炒，孕妇勿用，恐堕胎元。
⑦ 微炒。
⑧ 反甘草。
⑨ 反甘草。
⑩ 反甘草。

商陆①苦寒，赤白各异，赤者消风，白利水气。

海藻②咸寒，消瘿散疬，除胀破癥，利水通闭。

牵牛③苦寒，利水消肿，蛊胀痃癖，散滞除壅。

葶苈④辛苦，利水消肿，痰咳癥瘕，治喘肺痈。

瞿麦苦寒，专治淋病，且能堕胎，通经立应。

三棱⑤味苦，利血消癖，气滞作痛，虚者当忌。

五灵味甘，血滞腹痛，止血用炒，行血用生。

干漆⑥辛温，通经破瘕，追积杀虫，效如奔马。

蒲黄味甘，逐瘀止崩，补血须炒，破血用生。

苏木甘咸，能行积血，产后血经，兼医仆跌。

桃仁⑦甘平，能润大肠，通经破瘀，血瘕堪尝。

莪术⑧温苦，善破痃癖，止痛消瘀，通经最宜。

姜黄味辛，消痈破血，心腹结痛，下气最捷。

---

① 一名章柳。
② 与海带、昆布，散结溃坚功同，反甘草。
③ 黑者属水力速，白者属金力迟，并取头末用。
④ 隔纸略炒。
⑤ 去毛，火煨，切片，醋炒。
⑥ 捣，炒令烟尽，生则损人伤胃。
⑦ 汤浸，尖皮皆去尽，研如泥。
⑧ 去根，火煨，切片，醋炒。

郁金味苦，破血行气，血淋溺血，郁结能舒。

金银花①甘，疗痈无对，未成则散，已成则溃。

漏芦②性寒，祛恶疮毒，补血排脓，生肌长肉。

蒺藜味苦，疗疮瘙痒，白癜头疮，翳除目朗。

白及味苦，功专收敛，肿毒疮疡，外科最善。

蛇床辛苦，下气温中，恶疮疥癞，逐瘀祛风。

天麻味甘，能祛头眩，小儿惊痫，拘挛瘫痪。

白附辛温，治面百病，血痹风疮，中风痰症。

全蝎味辛，祛风痰毒，口眼㖞斜，风痫发搐。

蝉蜕甘寒，消风定惊，杀疳除热，退翳侵睛。

僵蚕③味咸，诸风惊痫，湿痰喉痹，疮毒瘢痕。

蜈蚣④味辛，蛇虺恶毒，镇惊止痉，堕胎逐瘀。

木鳖甘寒，能追疮毒，乳痈腰疼，消肿最速。

蜂房咸苦，惊痫瘛疭，牙疼肿毒，瘰疬乳痈。

---

① 一名忍冬，一名鹭鸶藤，一名金钗股，一名老翁须。
② 一名野兰。
③ 去丝酒炒。
④ 头足赤者佳，炙黄，去头足。

花蛇①温毒，瘫痪喎斜，大风疥癞，诸毒称佳。
蛇蜕咸平，能除翳膜，肠痔蛊毒，惊痫搐搦。
槐花味苦，痔漏肠风，大肠热痢，更杀蛔虫。
鼠粘子②辛，能除疮毒，瘾疹风热，咽痛可逐。
茵陈味苦，退疸除黄，泻湿利水，清热为凉。
红花辛温，最消瘀热，多则通经，少则养血。
蔓荆子苦，头痛能医，拘挛湿痹，泪眼堪除。
兜铃③苦寒，能熏痔漏，定喘消痰，肺热久嗽。
百合味甘，安心定胆，止嗽消浮，痈疽可啖。
秦艽④微寒，除湿荣筋，肢节风痛，下血骨蒸。
紫菀⑤苦辛，痰喘咳逆，肺痈吐脓，寒热并济。
款花⑥甘温，理肺消痰，肺痈喘咳，补劳除烦。
金沸草⑦温，消痰止嗽，明目祛风，逐水尤妙。

---

① 两鼻孔，四獠牙，头戴二十四朵花，尾上有个佛指甲，是出蕲州者佳。
② 一名牛蒡子，一名大力子，一名恶实。
③ 去膈膜根，名青木香，散气。
④ 新好罗纹者佳。
⑤ 去头。
⑥ 要嫩茸，去本。
⑦ 一名旋覆花，一名金钱花。

桑皮①甘辛，止嗽定喘，泻肺火邪，其功不浅。

杏仁②温苦，风寒喘嗽，大肠气闭，便难切要。

乌梅酸温，收敛肺气，止渴生津，能安泻痢。

天花粉寒，止渴祛烦，排脓消毒，善除热痰。

瓜蒌仁③寒，宁嗽化痰，伤寒结胸，解渴止烦。

密蒙花④甘，主能明目，虚翳青盲，服之效速。

菊花⑤味甘，除热祛风，头晕目赤，收泪殊功。

决明子甘，能祛肝热，目痛收泪，仍止鼻血。

犀角酸寒，化毒辟邪，解热止血，消肿毒蛇。

羚羊角寒，明目清肝，祛惊解毒，神志能安。

龟甲⑥味甘，滋阴补肾，止血续筋，更医颅囟。

木贼味甘，祛风退翳，能止月经，更消积聚。

鳖甲⑦咸平，劳嗽骨蒸，散瘀消肿，祛痞除癥。

---

① 风寒新嗽生用，虚劳久嗽，蜜水炒用，去红皮。
② 单仁者，泡去皮尖，麸炒入药，双仁者有毒，杀人，勿用。
③ 去壳用仁，重纸包，砖压掺之，只一度去油用。
④ 酒洗，蒸过晒干。
⑤ 家园内味甘小者佳，去梗。
⑥ 即败龟板。
⑦ 去裙，蘸醋炙黄。

桑上寄生，风湿腰痛，止漏安胎，疮疡亦用。

火麻①味甘，下乳催生，润肠通结，小水能行。

山豆根②苦，疗咽痛肿，敷蛇虫伤，可救急用。

益母草③苦，女科为主，产后胎前，生新祛瘀。

紫草咸寒，能通九窍，利水消膨，痘疹最要。

紫葳④味酸，调经止痛，崩中带下，癥瘕通用。

地肤子⑤寒，祛膀胱热，皮肤瘙痒，除热甚捷。

楝根性寒，能追诸虫，疼痛立止，积聚立通。

樗根⑥味苦，泻痢带崩，肠风痔漏，燥湿涩精。

泽兰甘苦，痈肿能消，打扑伤损，肢体虚浮。

牙皂⑦味辛，通关利窍，敷肿痛消，吐风痰妙。

芫荑味辛，驱邪杀虫，痔瘘癣疥，化食除风。

雷丸⑧味苦，善杀诸虫，癫痫蛊毒，治儿有功。

---

① 微炒，砖擦去壳，取仁。
② 俗名金锁匙。
③ 一名茺蔚子。
④ 即凌霄花。
⑤ 一名铁扫帚子。
⑥ 去粗皮，取二层白皮，切片酒炒。
⑦ 去弦子粗皮，不蛀者佳。
⑧ 赤者杀人，白者佳，甘草煎水泡一宿。

胡麻仁①甘，疗肿恶疮，熟补虚损，筋壮力强。

苍耳子苦，疥癣细疮，驱风湿痹，瘙痒堪尝。

蕤仁味甘，风肿烂弦，热胀胬肉，眼泪立痊。

青葙子苦，肝脏热毒，暴发赤障，青盲可服。

谷精草②辛，牙齿风痛，口疮咽障，眼翳通用。

白薇大寒，疗风治疟，人事不知，昏厥堪却。

白蔹微寒，儿疟惊痫，女阴肿痛，痈疔可啖。

青蒿气寒，童便熬膏，虚热盗汗，除骨蒸劳。

茅根味甘，通关逐瘀，止吐衄血，客热可去。

大小蓟苦，消肿破血，吐衄咯唾，崩漏可啜。

枇杷叶③苦，偏理肺脏，吐秽不止，解酒清上。

射干④味苦，逐瘀通经，喉痹口臭，痈毒堪凭。

鬼箭羽⑤苦，通经堕胎，杀虫破结，驱邪除乖。

夏枯草⑥苦，瘰疬瘿瘤，破癥散结，湿痹能瘳。

---

① 一名巨胜，黑者佳。
② 一名戴星草。
③ 布拭去毛。
④ 一名乌翣根。
⑤ 一名卫矛。
⑥ 冬至后发生，夏至时枯。

卷柏味辛，癥瘕血闭，风眩痿躄，更驱鬼疰。

马鞭味苦，破血通经，癥瘕痞块，服之最灵。

鹤虱味苦，杀虫追毒，心腹卒痛，蛔虫堪逐。

白头翁寒，散癥逐血，瘿疬疟疝，止痛百节。

旱莲草甘，生须黑发，赤痢堪止，血流可截。

慈菇辛苦，疔肿痈疽，恶疮瘾疹，蛇虺并施。

榆皮① 味甘，通水除淋，能利关节，敷肿痛定。

钩藤② 微寒，疗儿惊痫，手足瘛疭，抽搐口眼。

豨莶③ 味苦，追风除湿，聪耳明目，乌须黑发。

辛夷④ 味辛，鼻塞流涕，香臭不闻，通窍之剂。

续随子⑤ 辛，恶疮蛊毒，通经消积，不可过服。

海桐皮苦，霍乱久痢，疳䘌疥癣，牙痛亦治。

石楠藤⑥ 辛，肾衰脚弱，风淫湿痹，堪为妙药。

---

① 取里面白皮，切片晒干。
② 苗类钓钩，故曰钩藤。
③ 蜜同酒浸，九晒为丸服。
④ 去心毛。
⑤ 一名千金子，一名拒冬实，去皮壳，取仁，纸包，压去油。
⑥ 一名鬼目。

大青气寒，伤寒热毒，黄汗黄疸，时疫宜服。

侧柏叶苦，吐衄崩痢，能生须眉，除湿之剂。

槐实①味苦，阴疮湿痒，五痔肿痛，止血极莽。

瓦楞子②咸，妇人血块，男子痰癖，癥瘕可瘥。

棕榈子苦，禁泄涩痢，带下崩中，肠风堪治。

冬葵子③寒，滑胎易产，癃利小便，善通乳难。

淫羊藿④辛，阴起阳兴，坚筋益骨，志强力增。

松脂⑤味甘，滋阴补阳，驱风安脏，膏可贴疮。

覆盆子⑥甘，肾损精竭，黑须明眸，补虚续绝。

合欢⑦味甘，利人心志，安脏明目，快乐无虑。

金樱子⑧涩，梦遗精滑，禁止遗尿，寸白虫杀。

楮实味甘，壮筋明目，益气补虚，阳痿当服。

---

① 即槐角黑子也。
② 即蚶子壳，火煅醋淬。
③ 即葵菜子。
④ 即仙灵脾，俗呼三枝九叶草也。
⑤ 一名沥青。
⑥ 去蒂。
⑦ 即交枝树。
⑧ 霜后红熟，去核。

郁李仁①酸，破血润燥，消肿利便，关格通导。
密陀僧咸，止痢医痔，能除白癜，诸疮可治。
伏龙肝②温，治疫安胎，吐血咳逆，心烦妙哉。
石灰味辛，性烈有毒，辟虫立死，堕胎甚速。
穿山甲③毒，痔癖恶疮，吹奶肿痛，通经排脓。
蚯蚓气寒，伤寒温病，大热狂言，投之立应。
蟾蜍气凉，杀疳蚀癖，瘟疫能辟，疮毒可祛。
刺猬皮苦，主医五痔，阴肿疝痛，能开胃气。
蛤蚧味咸，肺痿血咯，传尸劳瘵，服之可却。
蝼蛄味咸，治十水肿，上下左右，效不旋踵。
桑螵蛸咸，淋浊精泄，除疝腰疼，虚损莫缺。
田螺④性冷，利大小便，消肿除热，醒酒立见。
水蛭⑤味咸，除积瘀坚，通经堕产，折伤可痊。
贝子味咸，解肌散结，利水消肿，目翳清洁。

---

① 破核取仁，汤泡去皮，研碎。
② 取年深色变褐者佳。
③ 用甲剉碎，土炒成珠。
④ 浊酒煮熟，挑肉食之。
⑤ 即马蝗蜞。

海螵蛸[1]咸，漏下赤白，癥瘕疝气，阴肿可得。

青礞石[2]寒，硝煅金色，坠痰消食，疗效莫测。

磁石味咸，专杀铁毒，若误吞针，系线即出。

花蕊石[3]寒，善止诸血，金疮血流，产后血涌。

代赭石寒，下胎崩带，儿疳泻痢，惊痫呕噎。

黑铅味甘，止呕反胃，瘰疬外敷，安神定志。

狗脊[4]味甘，酒蒸入剂，腰背膝痛，风寒湿痹。

骨碎补[5]温，折伤骨节，风血积疼，最能破血。

茜草味苦，便衄吐血，经带崩漏，损伤虚热。

王不留行[6]，调经催产，除风痹痛，乳痈当啖。

狼毒味辛，破积瘕癥，恶疮鼠瘘，止心腹疼。

藜芦[7]味辛，最能发吐，肠澼泻痢，杀虫消蛊。

---

[1] 一名乌贼鱼骨。
[2] 用焰硝同入锅内，火煅如金色者。
[3] 火煅研。
[4] 根类金毛狗脊。
[5] 去毛，即胡孙良姜。
[6] 即剪金子花，取酒蒸，火焙干。
[7] 取根去头，用川黄连为使，恶大黄，畏葱白，反芍药、细辛、人参、沙参、玄参、丹参、苦参，切忌同用。

蓖麻子①辛，吸出滞物，涂顶肠收，涂足胎出。

荜茇味辛，温中下气，痃癖阴疝，霍乱泻痢。

百部味甘，骨蒸劳瘵，杀疳蛔虫，久嗽功大。

京墨味辛，吐衄下血，产后崩中，止血甚捷。

女贞子②苦，黑发乌须，强筋壮力，祛风补虚。

瓜蒂③苦寒，善能吐痰，消身肿胀，并治黄疸。

粟壳④性涩，泄痢嗽怯，劫病如神，杀人如剑。

巴豆⑤辛热，除胃寒积，破癥消痰，大能通利。

夜明砂⑥粪，能下死胎，小儿无辜，瘰疬堪裁。

斑蝥⑦有毒，破血通经，诸疮瘰疬，水道能行。

蚕沙性温，湿痹瘾疹，瘫风肠鸣，消渴可饮。

胡黄连⑧苦，治劳骨蒸，小儿疳痢，盗汗虚惊。

---

① 去壳取仁。
② 一名冬青子。
③ 即北方甜瓜蒂也，一名苦丁香，散用则吐，丸用则泻。
④ 不可轻用，蜜水炒。
⑤ 一名江子，一名巴椒，反牵牛，去壳，看症制用。
⑥ 一名伏翼粪，一名蝙蝠屎。
⑦ 去头翅足，米炒熟用。
⑧ 折断一线烟出者佳，忌猪肉。

使君①甘温，消疳消浊，泻痢诸虫，总能除却。

赤石脂②温，保固肠胃，溃疡生肌，涩精泻痢。

青黛③咸寒，能平肝木，惊痫疳痢，兼除热毒。

阿胶④甘平，止咳脓血，吐衄胎崩，虚羸可啜。

白矾⑤味酸，化痰解毒，治症多能，难以尽述。

五倍⑥苦酸，疗齿疳䘌，痔痛疮脓，兼除风热。

玄明粉⑦辛，能蠲宿垢，化积消痰，诸热可疗。

通草味甘，善治膀胱，消痈散肿，能医乳房。

枸杞⑧甘平，添精补髓，明目祛风，阴兴阳起。

黄精⑨味甘，能安脏腑，五劳七伤，此药大补。

何首乌⑩甘，添精种子，黑发悦颜，强身延纪。

---

① 微火煨，去壳取仁。
② 色赤黏舌为良，火煅，醋淬，研碎。
③ 即靛花。
④ 要金井者佳，蛤粉炒成珠。
⑤ 火煅过，名枯矾。
⑥ 一名文蛤，一名百虫仓，百药煎即此造成。
⑦ 用朴硝，以萝卜同制过者是。
⑧ 紫熟味甘膏润者佳，去梗蒂。
⑨ 与钩吻略同，切勿误用，洗净，九蒸九晒。
⑩ 赤白兼用，泔浸，过一宿捣碎。

五味①酸温，生津止渴，久嗽虚劳，肺肾枯竭。

山茱②性温，涩精益髓，肾虚耳鸣，腰膝痛止。

石斛③味甘，却惊定志，壮骨补虚，善驱冷痹。

破故纸④温，腰膝酸痛，兴阳固精，盐酒炒用。

薯蓣⑤甘温，理脾止泻，益肾补中，诸虚可治。

苁蓉⑥味甘，峻补精血，若骤用之，更动便滑。

菟丝⑦甘平，梦遗滑精，腰痛膝冷，添髓壮筋。

牛膝⑧味苦，除湿痹痿，腰膝酸疼，小便淋沥。

巴戟⑨辛甘，大补虚损，精滑梦遗，强筋固本。

仙茅味辛，腰足挛痹，虚损劳伤，阳道兴起。

牡蛎⑩微寒，涩精止汗，崩带胁痛，老痰祛散。

---

① 风寒咳嗽用南，虚损劳伤用北，去梗。
② 酒蒸，去核选肉，其核勿用，恐其滑精难治。
③ 去根，如金色者佳。
④ 一名补骨脂，盐酒洗炒。
⑤ 一名山药，一名山芋，怀庆者佳。
⑥ 酒洗，去鳞用，除心内膜筋。
⑦ 水洗净,热酒砂罐煨烂,捣碎晒干,合药同麝末为丸,不堪作汤。
⑧ 怀庆者佳，去芦酒洗。
⑨ 肉厚连珠者佳，酒浸过宿，抽去骨，晒干，俗名二蔓草。
⑩ 左顾大者佳，火煅红，研。

楝子①苦寒，膀胱疝气，中湿伤寒，利水之剂。

萆薢②甘苦，风寒湿痹，腰背冷痛，添精益气。

续断③味辛，接骨续筋，跌仆折损，且固遗精。

龙骨④味甘，梦遗精泄，崩带肠痈，惊痫风热。

人之头发⑤，补阴甚捷，吐衄血晕，风惊痫热。

鹿茸⑥甘温，益气补阳，泄精尿血，崩带堪尝。

鹿角胶温，吐衄虚羸，跌仆伤损，崩带安胎。

腽肭脐⑦热，补益元阳，固精起痿，痃癖劳伤。

紫河车⑧甘，疗诸虚损，劳瘵骨蒸，滋培根本。

枫香味辛，外科要药，瘰疬瘾疹，齿痛亦可。

檀香味辛，开胃进食，霍乱腹痛，中恶移气。

---

① 即金铃子，酒浸，蒸，去皮核。
② 白者为佳，酒浸切片。
③ 酒洗切片，如鸡脚者佳。
④ 火煅。
⑤ 一名血余。
⑥ 燎去毛，或酒或酥炙令脆。
⑦ 酒浸，微炙令香。
⑧ 一名混沌皮，一名混元衣，即胞衣也。长流水洗净，或新瓦烘干，或用甑蒸烂，忌铁器。

安息香①辛，驱除秽恶，开窍通关，死胎能落。
苏合香甘，祛痰辟秽，蛊毒痫痓，梦魇能去。
熊胆味苦，热蒸黄疸，恶疮虫痔，五疳惊痫。
硇砂②有毒，溃痈烂肉，除翳生肌，破癥消毒。
硼砂③味辛，疗喉肿痛，膈上热痰，噙化立中。
朱砂④味甘，镇心养神，祛邪解毒，定魄安魂。
硫黄性热，扫除疥疮，壮阳逐冷，寒邪敢当。
龙脑⑤味辛，目痛头痹，狂躁妄语，真为良剂。
芦荟⑥气寒，杀虫消疳，癫痫惊搐，服之立安。
天竺黄⑦甘，急慢惊风，镇心解热，化痰有功。
麝香⑧辛温，善通关窍，辟秽安惊，解毒甚妙。
乳香⑨辛苦，疗诸恶疮，生肌止痛，心腹尤良。

---

① 黑黄色。
② 水飞，去土石，生用败肉，火煅可用。
③ 大块光莹者佳。
④ 生即无害，炼服即能杀人。
⑤ 即冰片。
⑥ 俗名象胆。
⑦ 出天竺国。
⑧ 不见火。
⑨ 去砂石用，灯心同研。

没药苦平，治疮止痛，跌打损伤，破血通用。

阿魏性温，除癥破结，止痛杀虫，传尸可灭。

水银性寒，治疥杀虫，断绝胎孕，催生立通。

轻粉性燥，外科要药，杨梅诸疮，杀虫可托。

砒霜①大毒，风痰可吐，截疟除哮，能消沉痼。

雄黄苦辛，辟邪解毒，更治蛇虺，喉风息肉。

珍珠气寒，镇惊除痫，开聋磨翳，止渴坠痰。

牛黄味苦，大治风痰，定魄安魂，惊痫灵丹。

琥珀②味甘，安魂定魄，破瘀消癥，利水通涩。

血竭③味咸，跌仆损伤，恶毒疮痛，破血有谁。

石钟乳甘，气乃慓悍，益气固精，治目昏暗。

阳起石④甘，肾气乏绝，阴痿不起，其效甚捷。

桑椹子甘，解金石燥，清除热渴，染须发皓。

蒲公英⑤苦，溃坚消肿，结核能除，食毒堪用。

---

① 一名人言，一名信，所畏绿豆、冷水、米醋、姜肉，误中毒，服其中一味即解。
② 拾起草芥者佳。
③ 一名麒麟竭，敲断，有镜脸光者是。
④ 火煅，酒淬七次，再酒煮半日，研细。
⑤ 一名黄花地丁草。

石韦味苦，通利膀胱，遗尿或淋，发背疮疡。
萹蓄味苦，疥瘙疽痔，小儿蛔虫，女人阴蚀。
鸡内金寒，溺遗精泄，禁痢漏崩，更除烦热。
鲤鱼味甘，消水肿满，下气安胎，其功不缓。
芡实①味甘，能益精气，腰膝酸疼，皆主湿痹。
石莲子苦，疗噤口痢，白浊遗精，清心良剂。
藕味甘寒，解酒清热，消烦逐瘀，止吐衄血。
龙眼味甘，归脾益智，健忘怔忡，聪明广记。
莲须味甘，益肾乌须，涩精固髓，悦颜补虚。
石榴皮酸，能禁精漏，止痢涩肠，染须尤妙。
陈仓谷米②，调和脾胃，解渴除烦，能止泻痢。
莱菔子③辛，喘咳下气，倒壁冲墙，胀满消去。
砂糖味甘，润肺利中，多食损齿，湿热生虫。
饴糖味甘，和脾润肺，止咳消痰，中满休食。
麻油性冷，善解诸毒，百病能治，功难悉述。

---

① 一名鸡头，去壳取仁。
② 愈陈愈佳，黏米陈粟米功同。
③ 即萝卜子也。

白果①甘苦，喘嗽白浊，点茶压酒，不可多嚼。

胡桃肉甘，补肾黑发，多食生痰，动气之物。

梨②味甘酸，解酒除渴，止嗽消痰，善驱烦热。

榧实味甘，主疗五痔，蛊毒三虫，不可多食。

竹茹止呕，能除寒热，胃热咳哕，不寐安歇。

竹叶③味甘，退热安眠，化痰定喘，止渴消烦。

竹沥④味甘，阴虚痰火，汗热烦渴，效如开锁。

莱菔根⑤甘，下气消谷，痰癖咳嗽，兼解面毒。

灯草味甘，能利小便，癃闭成淋，湿肿为最。

艾叶⑥温平，温经散寒，漏血安胎，心痛即安。

绿豆气寒，能解百毒，止渴除烦，诸热可服。

川椒⑦辛热，祛邪逐寒，明目杀虫，温而不猛。

胡椒味辛，心腹冷痛，下气温中，跌仆堪用。

---

① 一名银杏。
② 勿多食，令人寒中作泻，产妇金疮属血虚，切忌。
③ 味淡者佳。
④ 截尺余，直劈数片，两砖架起，火烘，两头流沥，每沥一盏，姜汁二匙。
⑤ 俗云萝卜。
⑥ 宜陈久者佳，揉烂醋浸炒之。
⑦ 去目微炒。

石蜜甘平，入药炼熟，益气补中，润燥解毒。

马齿苋寒，青盲白翳，利便杀虫，癥痢咸治。

葱白①辛温，发表出汗，伤寒头痛，肿痛皆散。

胡荽味辛，上止头痛，内消谷食，痘疹发生。

韭味辛温，祛除胃寒，汁清血瘀，子医梦泄。

大蒜辛温，化肉消谷，解毒散痈，多用伤目。

食盐味咸，能吐中痰，心腹卒痛，过多损颜。

茶茗性苦，热渴能济，上清头目，下消食气。

酒②通血脉，消愁遣兴，少饮壮神，过多损命。

醋③消肿毒，积瘕可去，产后金疮，血晕皆治。

淡豆豉④寒，能除懊憹，伤寒头痛，兼理瘴气。

莲子⑤味甘，健脾理胃，止泻涩精，清心养气。

大枣味甘，调和百药，益气养脾，中满休嚼。

生姜⑥性温，通畅神明，痰嗽呕吐，开胃极灵。

---

① 忌与蜜同食。
② 用无灰酒，凡煎药入酒，药热方入。
③ 一名苦酒，用味酸者。
④ 用江西淡豉黑豆造者。
⑤ 食不去心，恐成卒暴霍乱。
⑥ 去皮即热，留皮即冷。

桑叶性寒，善散风热，明目清肝，又兼凉血。
浮萍辛寒，发汗利尿，透疹散邪，退肿有效。
柽柳甘咸，透疹解毒，熏洗最宜，亦可内服。
胆矾酸寒，涌吐风痰，癫痫喉痹，烂眼牙疳。
番泻叶寒，食积可攻，肿胀皆逐，便秘能通。
寒水石咸，能清大热，兼利小便，又能凉血。
芦根甘寒，清热生津，烦渴呕吐，肺痈尿频。
银柴胡寒，虚热能清，又兼凉血，善治骨蒸。
丝瓜络甘，通络行经，解毒凉血，疮肿可平。
秦皮苦寒，明目涩肠，清火燥湿，热痢功良。
紫花地丁，性寒解毒，痈肿疔疮，外敷内服。
败酱微寒，善治肠痈，解毒行瘀，止痛排脓。
红藤苦平，消肿解毒，肠痈乳痈，疗效迅速。
鸦胆子苦，治痢杀虫，疟疾能止，赘疣有功。
白鲜皮寒，疥癣疮毒，痹痛发黄，湿热可逐。
土茯苓平，梅毒宜服，既能利湿，又可解毒。
马勃味辛，散热清金，咽痛咳嗽，吐衄失音。
橄榄甘平，清肺生津，解河豚毒，治咽喉痛。

蕺菜微寒，肺痈宜服，熏洗痔疮，消肿解毒。
板蓝根寒，清热解毒，凉血利咽，大头瘟毒。
西瓜甘寒，解渴利尿，天生白虎，清暑最好。
荷叶苦平，暑热能除，升清治泻，止血散瘀。
豆卷甘平，内清湿热，外解表邪，湿热最宜。
佩兰辛平，芳香辟秽，祛暑和中，化湿开胃。
冬瓜子寒，利湿清热，排脓消肿，化痰亦良。
海金沙寒，淋病宜用，湿热可除，又善止痛。
金钱草咸，利尿软坚，通淋消肿，结石可痊。
赤小豆平，活血排脓，又能利水，退肿有功。
泽漆微寒，逐水捷效，退肿祛痰，兼治瘰疬。
葫芦甘平，通利小便，兼治心烦，退肿最善。
半边莲辛，能解蛇毒，痰喘能平，腹水可逐。
海风藤辛，痹证宜用，除湿祛风，通络止痛。
络石微寒，经络能通，祛风止痛，凉血消痈。
桑枝苦平，通络祛风，痹痛拘挛，脚气有功。
千年健温，除湿祛风，强筋健骨，痹痛能攻。
松节苦温，燥湿祛风，筋骨酸痛，用之有功。

伸筋草温，祛风止痛，通络舒筋，痹痛宜用。

虎骨味辛，健骨强筋，散风止痛，镇惊安神。

乌梢蛇平，无毒性善，功同白花，作用较缓。

夜交藤平，失眠宜用，皮肤痒疮，肢体酸痛。

玳瑁甘寒，平肝镇心，神昏痉厥，热毒能清。

石决明咸，眩晕目昏，惊风抽搐，劳热骨蒸。

香橼性温，理气疏肝，化痰止呕，胀痛皆安。

佛手性温，理气宽胸，疏肝解郁，胀痛宜用。

薤白苦温，辛滑通阳，下气散结，胸痹宜尝。

荔枝核温，理气散寒，疝瘕腹痛，服之俱安。

柿蒂苦涩，呃逆能医，柿霜甘凉，燥咳可治。

刀豆甘温，味甘补中，气温暖肾，止呃有功。

九香虫温，胃寒宜用，助阳温中，理气止痛。

玫瑰花温，疏肝解郁，理气调中，行瘀活血。

紫石英温，镇心养肝，惊悸怔忡，子宫虚寒。

仙鹤草涩，收敛补虚，出血可止，劳伤能愈。

三七性温，止血行瘀，消肿定痛，内服外敷。

百草霜温，止血功良，化积止泻，外用疗疮。

降香性温，止血行瘀，辟恶降气，胀痛皆除。

川芎辛温，活血通经，除寒行气，散风止痛。

月季花温，调经宜服，瘰疬可治，又消肿毒。

刘寄奴苦，温通行瘀，消胀定痛，止血外敷。

自然铜辛，接骨续筋，既散瘀血，又善止痛。

皂角刺温，消肿排脓，疮癣瘙痒，乳汁不通。

虻虫微寒，逐瘀散结，癥瘕蓄血，药性猛烈。

䗪虫咸寒，行瘀通经，破癥消瘕，接骨续筋。

党参甘平，补中益气，止渴生津，邪实者忌。

太子参凉，补而能清，益气养胃，又可生津。

鸡血藤温，血虚宜用，月经不调，麻木酸痛。

冬虫夏草，味甘性温，虚劳咳血，阳痿遗精。

锁阳甘温，壮阳补精，润燥通便，强骨养筋。

葫芦巴温，逐冷壮阳，寒疝腹痛，脚气宜尝。

杜仲甘温，腰痛脚弱，阳痿尿频，安胎良药。

沙苑子温，补肾固精，养肝明目，并治尿频。

玉竹微寒，养阴生津，燥热咳嗽，烦渴皆平。

鸡子黄甘，善补阴虚，除烦止呕，疗疮熬涂。

谷芽甘平，养胃健脾，饮食停滞，并治不饥。

白前微温，降气下痰，咳嗽喘满，服之皆安。

胖大海淡，清热开肺，咳嗽咽疼，音哑便秘。

海浮石咸，清肺软坚，痰热喘咳，瘰疬能痊。

昆布咸寒，软坚清热，瘿瘤癥瘕，瘰疬痰核。

海蛤壳咸，软坚散结，清肺化痰，利尿止血。

海蜇味咸，化痰散结，痰热咳嗽，并消瘰疬。

荸荠微寒，痰热宜服，止渴生津，滑肠明目。

禹余粮平，止泻止血，固涩下焦，泻痢最宜。

小麦甘凉，除烦养心，浮麦止汗，兼治骨蒸。

贯众微寒，解毒清热，止血杀虫，预防瘟疫。

南瓜子温，杀虫无毒，血吸绦蛔，大剂吞服。

铅丹微寒，解毒生肌，疮疡溃烂，外敷颇宜。

樟脑辛热，开窍杀虫，理气辟浊，除痒止疼。

炉甘石平，去翳明目，生肌敛疮，燥湿解毒。

大风子热，善治麻风，疥疮梅毒，燥湿杀虫。

孩儿茶凉，收湿清热，生肌敛疮，定痛止血。

木槿皮凉，疥癣能愈，杀虫止痒，浸汁外涂。

蚤休微寒，清热解毒，痈疽蛇伤，惊痫发搐。
番木鳖寒，消肿通络，喉痹痈疡，瘫痪麻木。
药四百余，精制不同，生熟新久，炮煅炙烘。
汤丸膏散，各起疲癃，合宜而用，乃是良工。
云林歌括，可以训蒙，略陈梗概，以候明公。
理加斫削，济世无穷。

# 第74课 阿魏、水银、轻粉、砒霜

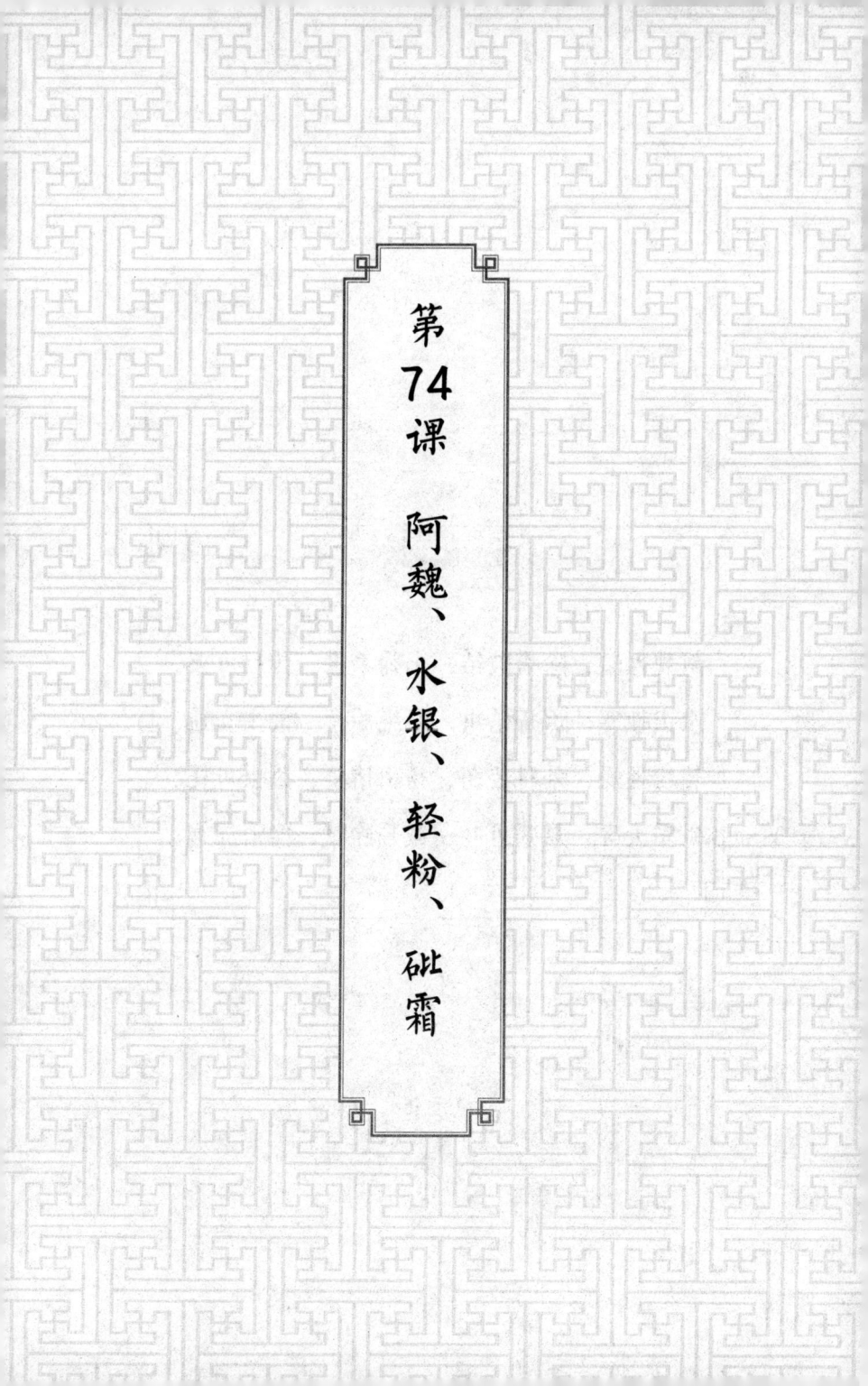

阿魏性温，除癥破结，止痛杀虫，传尸可灭。

水银性寒，治疥杀虫，断绝胎孕，催生立通。

轻粉性燥，外科要药，杨梅诸疮，杀虫可托。

砒霜大毒，风痰可吐，截疟除哮，能消沉痼。

1月17日

晴

湖心亭公园

《药性歌括四百味》,今天看看哪四味?

昨天我们跟神手一起爬了五经富的主山,山有海拔800多米高。

李科说他曾经到达山顶后,滑下来。不是爬下来而是滑下来。

宏哥对李科笑道:"你这个叫爬山?"我问宏哥那应该叫什么,他说应该叫探险、冒险。

我们爬山后,回来睡一晚,第二天感觉特别精神、清爽,好像浊气一下子都没了。所以我认为爬山是最好的升阳除湿的方法。

我们以后全国游学义诊时要干三件事:一是苏轼的壮游天下,二是李时珍的编本草类书籍,三是徐霞客的探险考察。所以我们在游访山川河流，感受风土人情的同时，还要编写《草木经》。

我们开始讲中药，首先看阿魏。

阿魏性温，除癥破结。阿魏可以破除癥结包块。

《增广贤文》讲："黄芩无假，阿魏无真。"这味药真的很难找到，可其除癥破结的功效太好了。像子宫肌瘤、包块、脂肪瘤等癥瘕积聚的病证都可以用它。

老师有一个思路，在用一些活血化瘀、破结消癥药的同时，配伍一些通腑药，不仅可以把脏毒还腑，阴病出阳，还可以把毒带出体外。

有一位患者身上长了一粒粒的脂肪瘤，她问我怎么办，我让她每天晚上吃糖醋萝卜。

患者吃了一个月之后，那些脂肪瘤去了十之七八。她说，奇怪，只要晚上吃了糖醋萝卜，第二天大便就顺畅，好像脏腑经络里的痰浊都出来了。

当患者服用小金丹治乳腺包块，或者服用桂枝茯苓丸治子宫肌瘤效果不理想时，晚上加食糖醋萝卜效果更好。大便通顺，体内痰浊会排得很快，疾病也会走得很快。

俗话说："上床萝卜下床姜，不劳医生开药方。"

假如今天你们要去爬山，想要体能好，最好喝姜茶，但并不是到山顶上渴了再喝，而是起床的时候就喝。一起床就喝上一杯加了姜、红糖、大枣的姜茶，然后再出去活动一整天，就很符合升阳的理念。

晚饭时或晚饭后吃几个糖醋萝卜，因甘能缓急，可以很好地解决当下许多人的失眠、焦虑；又因酸能收敛，可以缓解烦躁。另外，糖醋萝卜还可以降血压。

止痛杀虫。阿魏可以止痛杀虫，包块、结节疼痛也可以用它。

传尸可灭。为什么叫传尸？有人因肺结核病逝后，身体发出腐臭味，如果没来得及清理，正常人过去闻了就有可能被传染。

这就是为什么说大战之后必有大疫。意思是说战争时，到处都有没有处理好的尸体，这些尸体自身可能带有疾病或腐烂后出现疾病源头，且人们身体羸弱，容易被感染，最终发生大瘟疫。

在能找得到阿魏的年代，在大战凶年之后，人们将阿魏磨成粉冲服，以此来对抗瘟疫。

另外，为什么那些修行之人出门在外要带一个铲子？那把铲叫什么？"方便铲"。

它的一个作用是方便出行之人，可以用铲子挖个洞把排泄物处理了。

它的另一个作用很了不起。以前游医游行天下的时候，他们四处参访，随时都可能看到死猪、死羊、死人被丢弃荒野。他们看到以后，就赶紧挖洞把它们掩埋了，这是功德一件。古人云："埋蛇享宰相之荣，救蚁中状元之选。"

下面先讲讲救蚁中状元的典故。

以前有一个小孩子，算命先生跟他说："哎呀，你活不过七日。"后来这个小孩中了状元又回来找算命先生询问缘由。

算命先生也很奇怪，他说："我这个神算从来没有错过，你为什么能超出我的算术？"

于是又问他那七日究竟干了什么。

状元说他回去的时候，看到一个水池边上的

土里有很多蚂蚁，它们就快就要被水淹死了。

他就找了一根枯枝，放在水池边上搭了一个桥，等那些蚂蚁通通爬走不会被淹死，他才走了，再后来就中了状元。

由此可见，行善积德可以改变命运。

"救蚁中状元之选"说了，那"埋蛇享宰相之荣"怎么理解呢？大意是说有些人路上看到一些死尸、死怪，就把它掩埋了，就如同一个地球的美容师，可以享受宰相公卿的福禄。

回想昨天，我最赞叹的是银华，她负重练功是为自身，没什么好赞叹的。但她走到半山腰，看到有一个塑料瓶，就问我们是否还原路返回，大家说不原路返回,她就把塑料瓶捡起来放入兜里。

你们一定很想知道为什么老师只想要做好一件事情。

上一次我们去看一位医生，他的房一栋接一栋。他突然说我的房更多。

我说我没有啊。有我爷爷造的房，有我爸爸造的房，唯独没有我造的房。

他说："不，你的房都存在别人银行卡里，只要你想要就会有。"

在我们征书要开办竹林书舍时，资助最多的朋友有出一万的，还有一些朋友出五千、六千等。我赶紧告诉大家这些足够了，办一个书舍绰绰有余。这些是好运跟惊喜。

我想告诉你们的是，所有的好运跟惊喜，都是长期累积的人缘跟善良感召来的。

这句话很有味道，当一个人享有好运跟惊喜，很多人只看得到结果，却不知道他背后长期累积的人缘跟善缘。

再看水银，水银性寒。

今天讲的这味药很凶猛，等下还会讲砒霜。这些药我没用过，但是我会按书上给你们讲解。

治疥杀虫。水银一般只能外用，对于那些最顽固的疥疮、恶毒，非得要以毒攻毒。

对于那些脓恶疮，用普通的解毒药搞不定时，就会用到这种厉害的杀毒药。

但是，这些厉害的杀毒药会损伤人体。所谓

杀敌一千自损八百，所以杀毒药会损伤正气。

用这些强烈的外用药治恶疮的时候，要记得配伍一些补气药。

断绝胎孕。以前那些青楼女子要断绝胎孕怎么办？服食水银，终身绝孕。

催生立通。意思是说本来要下来却下不来的死胎，用水银很快就能把它催生下来。

你看水银，好像水珠一样，但是它的密度跟金银一样，水银掉到地上，立马就会弹开。水银掉到沙里，它就立马沉到沙里去，说明它密度大。

所以不是躁狂的人，一般还不能轻易用它，虚弱的人服用水银，会引起腹泻等不适。

水银治疗疥疮最厉害，可以用硫黄跟水银制成软膏，那就是见疮吃疮，特别是治疗梅毒，效果非常好。

很多墙上贴的小广告，或者专治梅毒之类的广告，它们多用水银跟硫黄等作为外用药杀毒，把毒素赶尽杀绝。

我又想到昨天我们爬尖山峰的时候，上山途

中你们看上去好像很疲惫。但是我看到你们每个人脸上都像发着光，很好看，很水嫩。

为什么会这样呢？说明以前所吃的消积的、美容的、去浊的药物起效果了。就像洗衣服，用再好的洗衣粉，但放上去不去动手，污垢都不会自动消失。但是你使劲地搓，各个方式搓拧扭，它就会干干净净。

身体血管里有毒素，我只给你吃药，就相当于只是给你下洗衣粉，你说毒素会排掉吗？不会。

也就是说，我们如果想治脂肪瘤等肿瘤包块，就要运动。到时候我就安排每周两次尖山峰穿越。

凡是大病、恶病或有瘤结的患者，就要狠狠地爬上去，再狠狠地下来。六个小时必须来回，坚持两三天就可以看到身体素质的变化。

我们平时多扭扭腰，练壁虎游龙等，也能帮助排毒。接下来我还要在桥边设计一个专门练铁板桥的道具。

到时找很多长凳，你们每人过来都带上一根，然后身体靠在长凳上，脚靠在水泥地板上，练铁板桥。

铁板桥是少林真功夫，练了以后，身体里什么积块都会化掉。这个实在太强大。

所以我说一干二净的衣服，源自于你常去搓洗；一清二白的身体，源自于你常运动练习。

轻粉性燥，是大毒之物。

外科要药。它往往治外科的。千万记得不要轻易吃它。

杨梅诸疮。梅毒的可以用它，恶疮烂皮肤流脓水的，流得越凶用它效果越好。

杀虫可托。意思是皮肤里的虫菌，使你腐烂疼痛，轻粉外用，可以杀灭虫菌。

一般常用青黛、珍珠粉跟轻粉三味药研成粉末，青黛能清肝毒，珍珠粉能清心毒，轻粉脏腑诸毒皆可清。在溃烂处敷上药粉，很容易拔毒流出脓水。这是作外用药。

轻粉也可以适当小剂量内服，通利二便非常快。

假如老年人水肿，肚子鼓得像一个球，大小便都下不来，可用舟车丸去治疗。

为什么叫"舟车丸"？舟行走在哪里？水里。车子呢，行走在陆地。那么人体的水府是哪里？膀胱。人体的陆地通道呢，是大肠、小肠整条消化道。

所以舟车丸，主要作用于人体的大小肠、膀胱，帮助排便。

对于水肿胀满、肝硬化腹水、二便不利且脉象很有力的患者，可以服用舟车丸。

患者服用后大小便会很轻松，但是一排一攻以后，心腹要培补中气，让身体恢复元气。

这种促进排泄的方法对治疗血压高有一定的成效。我是屡试屡验，只要你愿意去做，就可以见到疗效。

余老师曾有一位血压高的患者，他不信中医。但是他的妻子在余老师处看病治愈了，就一定要他看中医。患者见了余老师说："你给我开药，我也不吃。"

然后余老师说："既然开药你不吃，那我教你个招吧，金鸡独立。每天你看电视也可以做。

十五分钟后左右两侧再练习十五分钟。如果一周以后你觉得身体舒服了,眩晕减少了,压力减缓了,你再来找我。"

结果五天后患者就来找余老师了。他说奇怪,只要做了这个,头晕目眩的症状就减少了。金鸡独立,能引气下行。

因为血随气升降,气下去,血自动会下去。气为血之帅。气是血的元帅、老板。

老板都说往下走,血不敢不往下走,所以这一招很厉害。

而我就更厉害,这不是自吹自擂的。这招你们拿回去试试,效果很好。

有一天一位血压高头晕的老爷子,他进门前见门槛下面有一张垫子,于是跺几下,待脚底的泥沙掉下来后再进门,以此来表示恭敬。

我一看就一乐。我跟他说,他一跺脚底泥沙就下来,不仅鞋干净了还降压力。但有些人跺脚,没有这种效果。

得其要领,画龙点睛。不得要领,依葫芦画

瓢没效果。

那什么是要领呢？有些人在那里跺跺跺，就像跟大地有仇一样。跟大地抗击，压力更大。

真正的跺脚，是要意想到身体的脏垢、血瘀、浊物就像沙土黏在鞋底下一样，不断地跺，它就能掉落下来。

没有这个意想跟气加进去，这个跺脚效果是只有其形，不得其神。没有神韵的跺脚，像画龙没有点睛一样。你们只要找出这种感觉，就可以到桥边去跺。而我有一种跺法，你们肯定想不到。

那就是找一片很泥泞的地方，把脚上的鞋都跺进泥泞里头，然后上来，把那些泥巴跺掉。跺掉了以后再下去，然后再跺脚，这样反复几次。穿水鞋也行，还不会着凉。

我们的意向不仅仅是把那些脏泥跺掉，还想排出身体的污浊。但很多人希望一次就有效果，这不可能实现。像磨刀一样，刀得反复磨个千百次才会锋利。

你们来回跺脚半个小时左右就会觉得神清气

爽，做上瘾了过后可能每天都想去跺一跺。

再看砒霜。砒霜大毒。这个你们千万不要轻易去试，大毒的药物以前是杀人的利器。

但是，砒霜也可以成为救人的灵丹，有肝癌的患者小剂量服用，可以控制病情。

很多药小剂量应用，就是因为它们是大毒药物，超过用药剂量，就有大毒。

这就像开车一样，保持平稳速度行驶，可以保平安可以帮助乘客。但如果开到极速，那可能车毁人亡。

有些人说中药有毒，但要看药物的使用方法和使用剂量。凡事讲分寸，不然开车都有毒。

风痰可吐，截疟除哮。严重的哮喘，痰凝在肝和肺咯不出来，可以用砒霜。

能消沉痼。沉寒痼冷和顽固的积聚病证，砒霜都可以消除。

砒霜、硫黄、枯矾、雄黄、硼砂样样都是外用药的极品，把这几种外用药放在一起，叫"枯痔散"。将药粉敷在痔疮上面，痔疮一碰到就立马枯萎。

　　武当山有一个药方名叫"紫金丹"。紫金丹里头含有少量的砒霜，可以用于寒痰哮喘。

　　这味大毒之药就不讲太多了。

　　今天就到这里，更多精彩在明天。

# 第75课 雄黄、珍珠、牛黄、琥珀

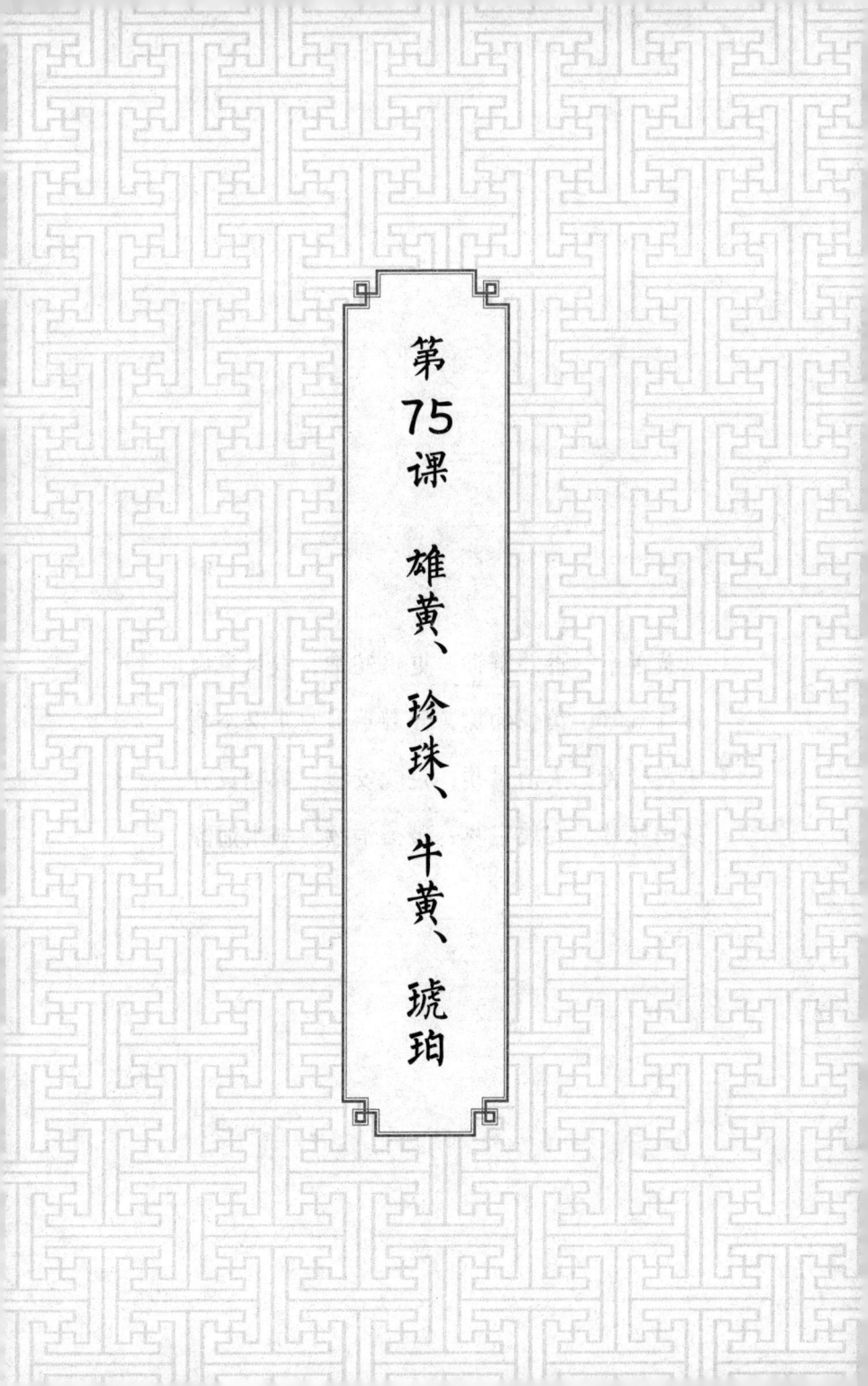

雄黄苦辛，辟邪解毒，更治蛇虺，喉风息肉。
珍珠气寒，镇惊除痫，开聋磨翳，止渴坠痰。
牛黄味苦，大治风痰，定魄安魂，惊痫灵丹。
琥珀味甘，安魂定魄，破瘀消癥，利水通涩。

1月18日

晴

湖心亭公园

《药性歌括四百味》，今天看看哪四味？

昨天我们去黄龙寺开设课堂，一讲就是一节课，而且讲课的效果实在太好了。

为什么？有人说，是佛堂里头的佛光加持，其实是大家的恭敬心起了作用。在佛堂里讲课时，我发现一点嘈杂音都没有，静悄悄的。

所以宏哥娓娓道来，神手也把他过去的经历一点都不留地吐了出来。

我就想到很多学生都听不到老师的好东西，可能是因为大家内心不够恭敬，场面不够清静。

大家都静下来，老师的那些经验经历都会一五一十地讲出来，静不下来，老师想讲也讲不了。

所以在佛堂里头，我们拍摄的效果，讲课的

效果都是最好的。

我们今天上午要去电台录制节目,到时候,你们其他的都不用做,只需要做到一样,就是做到安静的"静"。

这样看来,向老师学习最聪明的做法,并不是提问多、说话多,而是使心安静下来,做到心领神会。

用眼睛学叫上,用耳朵学叫中,用嘴巴学叫下。我们要用耳朵跟眼睛去学习,做到妙观察智。

中医中望闻问切,《黄帝八十一难经》中说:"望而知之谓之神;闻而知之谓之圣;问而知之谓之师;切而知之谓之工。"即善望者属一等,善闻问者分别属二等、三等。

望而知之的人被称作上医(神),神手,也是望而知之的"神"呢。

大家在望的时候,要提高水平,并保持着恭敬跟静悄悄。

我们开始讲中药,首先看雄黄。

雄黄苦辛,辟邪解毒。雄黄大温大热且有毒。

因为它有毒，所以可以以毒攻毒，避邪解毒。治疗恶疮湿疹虫蛇咬伤，都可以用雄黄。

更治蛇虺。有一种蛇串疮你们听过没有？就是带状疱疹。为什么古代把带状疱疹叫蛇串疮？因为看上去像蛇游穿在身体一样。

治疗带状疱疹有20多种方法，而且每种方法都有一定的效果，其中有一方叫"二味拔毒散"。

这个散剂由雄黄跟白矾制成，带状疱疹患处撒上药粉，会很快收敛。

雄黄专门辟邪解毒，更治蛇虺。

喉风息肉。咽喉肿痛甚至长了息肉等，它都可以消解。治疗肌肉痈毒有一个药方叫"醒消丸"。为什么叫醒消丸？

方中的麝香能让昏迷的人清醒过来，是开窍药；雄黄能消，能够让疮痈肿毒、包块消掉。这就是"醒消丸"的由来。

醒消丸由麝香、雄黄、乳香、没药四味药组成，乳香、没药破血化瘀，雄黄解毒辟邪，麝香芳香开窍。

不管是乳房包块，肺的包块，还是肚子里的息肉包块，醒消丸治疗效果都非常好。

我曾经拜访一位阿叔，他告诉我一个偏方，讲述得很是神秘。

他说在广州那边，有个医生家里就用那小盆子种了一盆又一盆的小号奶草，又名小飞扬草。

他曾问医生："这个我们当地田地大把大把的，你种这个做什么？"医生告诉他，那是家传秘方，他已经用小飞扬草治了二三十例乳痈、乳癌的患者。

患者患病初期，将小飞扬草捣烂了外敷加内服。内服时要跟瘦肉一起煮。

阿叔强调这个药是能够救人的，我听后一琢磨，想起来我们《南方青草药》手册里就提到这个药方。

所谓的偏方、验方、秘方，之所以很多时候被神秘化，是因为我们书读得不够多。

我们书如果读得够多的话，所有偏方、验方、秘方，都可以在书本上找得到。

有句话是：世间好语书说尽，天下名山僧占多。

大意是世间的那些好语好话书本上已经讲了很多了，天下的名山大多被僧人占据着。如果既能在名山里头住行，又能读好书，那多舒服啊。

以前我到大佛寺去拜访一位师父，我一去就在中山大学图书馆里借很多书，然后读书等他。

师父见了说："哇！你这个过得舒服啊！"我说："怎么讲？"

他说："无事真神仙，读书大福报。"意思是说没有其他俗事干扰，就已经是神仙般的生活。你还能够静静地坐在庙宇读书，这是大福报。

庙宇道观师父具备很高的智慧跟眼光，所以历史上很多大人物都愿意与这些庙宇道观的师父交流沟通，甚至引以为知己。

我对这些所谓的偏验方并不会太过于痴迷，我们《每日一学·草药》系列里面的偏验方堆起来可能比人还高。

接着讲雄黄。如果你不小心被蛇虫咬到，就将雄黄跟五灵脂打成粉末用酒调服加外敷，如果是普通的蛇虫咬伤，立马就好。这是一招很好的消蛇虫伤的方法。

你们知道一个医生最高的品质是什么？

我说过医生有三个层次：一个是时代医，一个是地方医，一个是历史医。

地方医是指在一个地方小有名气，他的名字如雷贯耳，一提起大家都知道他。像我们一到外面去，一路上可能就有几十个人过来打招呼。这个就叫作地方医。

时代医，名声可能传到各个地方去，甚至见于报纸或书籍。但是时代医未必是历史医。

历史医的影响力更强，可以贯穿古今。

朱丹溪就是这样的人物。他当时为了学医，去拜访老师。老师一看他都二三十岁了还半路学医，心想他还能学到什么，所以一直拒绝收他为徒。

虽然朱丹溪每次敲门老师都不开门，但是朱丹溪仍然每天都去老师门前的大树旁站立等待，就这样三个月过去了。

这期间，即使大风雨天气，他也依然屹立不动。

三个月后，师父沐浴正冠更衣，浑身打扮得整整齐齐，开门后说道，他的真正弟子来了。

所以真学医，并不一定是你很年轻你就有优势。但是你没有决心，你一点优势都没有。

所谓的功在少年，那只是对大部分情况而言。你如果有心，四十、五十岁都是少年；你没心的话，现在已经老了。

有一个歌唱家叫林子祥，他六七十岁还出来开演唱会。

记者问他，难道缺钱吗？他回答说并不缺钱。

记者又问他为什么这个年纪还要开演唱会。他回答说："只要我还在唱，我就觉得我没老。"这个心态是很有智慧的。

丹溪先生把一个"等"字诀发挥到淋漓尽致。相比起程门立雪，即在雪里头站立几个时辰，丹溪师门前立身，更显得有毅力。

试想一下，我们是否有这个定力跟耐心等待三个月？

有人问我，读书读不懂怎么办。像婉瑜一开

始背了很多经典,就有许多迷惑不解的地方。

这时我们可以学朱丹溪一个等字诀,不求甚解。累积量多了,自然会量变引起质变。到时候终会守得云开见明月。

像你们早上练这个壁虎游龙功,也不要去想太多,一天半个小时,三个月下来就会有奇妙体验。

这个体会老师传授不了,但是你们自己练习可以达到。

接下来,我们讲珍珠。珍珠气寒,寒凉清火。

珍珠明目,很多眼药水里面就含有珍珠、冰片之类的药物,火眼、热痛眼可以使用。

八宝眼药水里也含有珍珠。肝火上炎、喝酒导致的眼红目赤,或者发怒引起的眼睛痛、目珠痛,都可以用它。

镇惊除痫。谁比较容易受惊呢?小孩子。所以小孩子发热受惊以后,眼睛都向上翻。

珍珠是什么?珍珠在水里是沉底的,饱受地下阴寒之气的灌溉滋养。

有句话余师很喜欢讲:真人之心,若珠在渊;

常人之心，若瓢在水。

看一个人高不高明，可以看他嘴巴，如果他的嘴巴像瓢在水里一样波来荡去的，水平非常有限，或者是还没进入状态。

如果他嘴巴像贝类合着似的不开口，说不定它里面就会酝酿出珍珠来。一颗珍珠可是相当于千百个瓢的价钱。

所以你们在农场里干活，别总做瓢，做瓢我要赶人了。

做这个珍珠，我就要养你啦！哈哈。

因为珍珠有下沉之性，所以小孩子发热，用少量珍珠粉给他冲服，热就退下去了。

发热到严重程度会引起小儿受惊、惊痫，甚至严重抽搐。热病引起的手脚抽搐叫热急生风。

有一个药方名珍珠丸，含有珍珠、朱砂跟麝香，服用后能帮助退高热，止抽搐。

开聋磨翳。上火引起的耳朵听不清，眼睛看不明，可以用珍珠开聋磨翳。

止渴坠痰。人为什么口中干渴？可以分为两

种情况。一个是火热伤津，一个是阳不化气。即一种是阴虚，一种是阳虚。

阴虚而渴的人是燥热口渴的；阳虚而渴的人是没劲的，因为阳气不足。

阴虚就好像锅里没有水，锅盖就开始干了。干咳、消渴，属阴虚火旺，可用珍珠治疗。

珍珠还有一个很重要的作用，它可以修复溃烂不能收口的疮疡。

代表方复方珍珠散，专治溃疡疮疡，修复溃烂疮面。

喉风散等中成药，因组方中有珍珠、冰片，对于溃烂伤口、口腔溃疡，也可迅速收复。

或者直接用珍黄散，即珍珠、牛黄打成粉末混在一起，在口腔溃烂的地方，敷上一层，很快就见效。

对于喉痹及其他腐烂肿痛的，珍珠也能起到良好疗效。

再看我们在田地里头干活。

不管是什么工具，我都可以把它拿来当作练

功的工具。即使拿到一把钝刀，我也高兴。钝刀练力。

拿到很锋利的刀我也很高兴，刀利练巧。刀很锋利，割草就可以割出很多花样来。

所以不管是什么样的刀，只要会练，它就是好刀。

一个人有没有境界，可以看他做事情是抱怨外在，还是反求诸己。

战国时期孔夫子教学生们学六艺，即射箭、骑马等。有一次，他的一个弟子抱怨别人不好。

孔夫子听后让弟子去射箭，弟子开始两箭都射不中靶，第三箭才射中。

孔夫子问他，箭射不中靶，是因为靶没有摆正吗？

弟子一想，不是的，是因为他水平不够，才没射中。他立马就豁然开朗了，原来不是别人不好，是他没做好。

这就是孔子说的："君子求诸己，小人求诸人。"

下面讲牛黄。牛黄味苦。苦寒清火消炎热。

大治风痰。中风痰迷心窍，导致说话都困难，属痰热内结，可用安宫牛黄丸。

定魄安魂。高热以后魂魄不定，小孩子居多。碰到这种情况，可用上品的牛黄研成粉末，再弄点竹沥水或者用竹叶心煮水，患者一起服下后即可退热。

高热、急热的患者都可用牛黄加竹沥水或竹叶心水退热。

惊痫灵丹。牛黄不是一般的药物，而是惊痫抽搐的灵丹妙药。

代表方牛黄散，专治小儿热盛惊风、癫痫抽搐。

常见中成药牛黄解毒丸或牛黄解毒片，清热解毒。有些学生考试前后十分用功，久坐加熬夜，脸上就长痘疮。

学生考试完后买一灌牛黄解毒片，吃完半罐疮火就能退下去，大便也会很通畅。

这是因为牛黄入心，清心热。诸痛痒疮皆属于心。所以心热一清，疮热就平。

我们治病不能只看到患者长很多疮，而是要

知道，患者是否心里头有邪火有燥热。

辨证是心火，就可以用牛黄解毒片。心火就像是疮的领导，只要折服了领导，员工就听话了。就如同一擒贼王，万众群贼立散。

我们再看。在农场里头，我为什么要你们把身板练得越强越好？

壁虎游龙功练完后我们要开始练铁板桥，因为武术家把身板当作一张弓。

而智慧才学就像是架在这弓上的一支箭，如果你弓不够结实，一拉就断，智慧才学就不能发挥。就好像有些人很有才华，但一去干事业，身体吃不消，只好立马停掉。

但如果这个弓够强，即使把一根牙签搭在弓上都会吓死人。

如果弓不强，即使放一把利刃在弓上，别人也不怕你。所以身体强壮是关键。

我们接着看琥珀。琥珀味甘。

安魂定魄。它是安魂定魄的。

破瘀消癥。对一些瘀滞堵塞，癥瘕积聚的病

证，像月经闭塞不通，可用琥珀。

利水通涩。小便闭塞不通，可用琥珀。

曾经有一位80多岁的老爷子小便不出，导了几次尿，刚导后稍好一点，随后小便仍不通畅，怎么办呢？

一位中医告诉他，用黄芪80克煮水送服琥珀粉，结果老人服用一次就好了。老人不用导尿了，十分高兴。

膀胱者州都之官，黄芪补气，大气一转，气化则水液自出；琥珀利尿通淋，且利尿效果很快。两味药一个扶正，一个祛邪，是绝妙的搭配。

古人血尿，即患者小便的时候尿道带血丝，赤痛难耐，用琥珀、蒲黄、海金沙、没药四味药组成的琥珀散，治疗小便带血的效果相当好。

好，今天就到这里，更多精彩在明天。

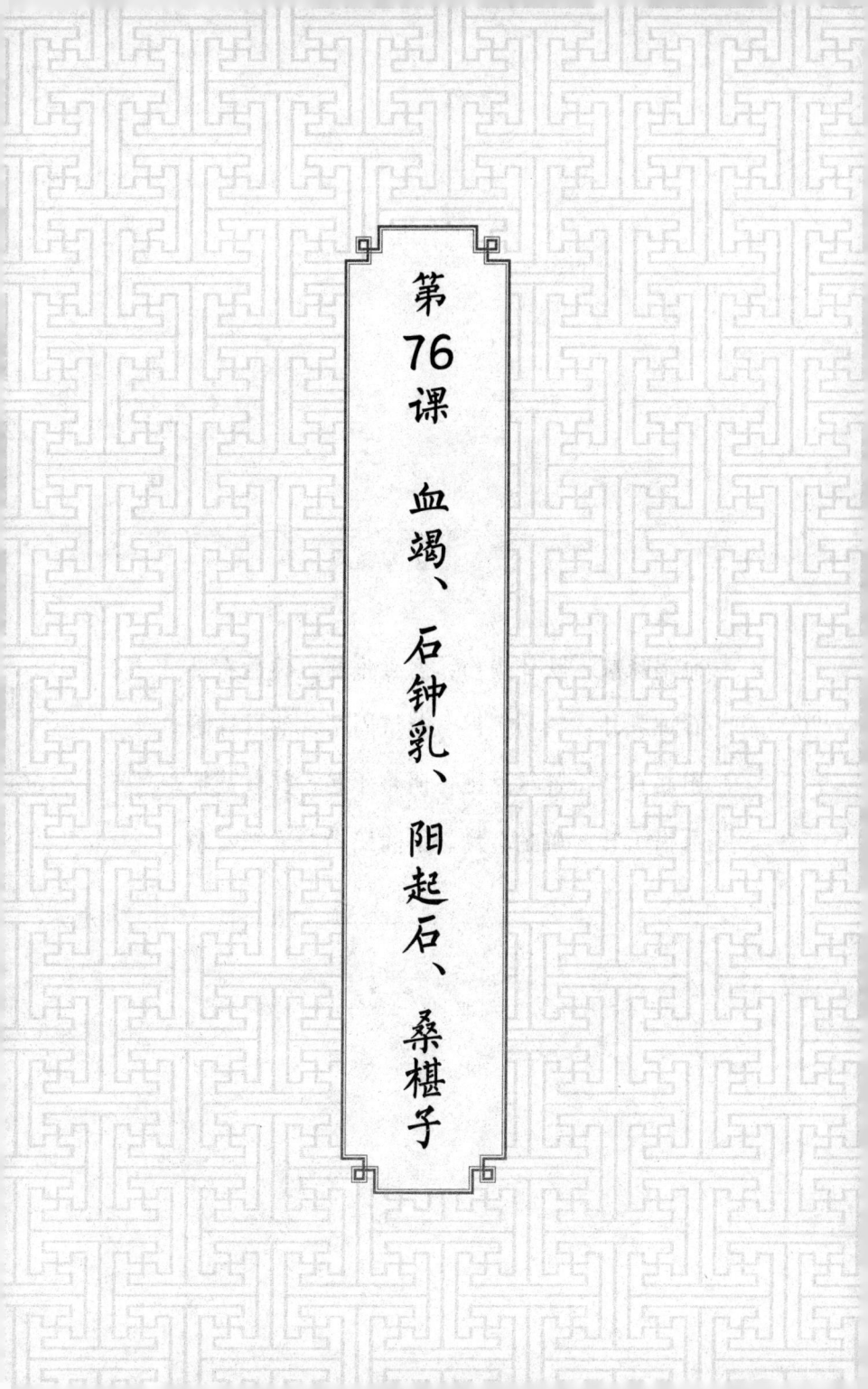

# 第76课 血竭、石钟乳、阳起石、桑椹子

血竭味咸，跌仆损伤，恶毒疮痈，破血有谁。
石钟乳甘，气乃慓悍，益气固精，治目昏暗。
阳起石甘，肾气乏绝，阴痿不起，其效甚捷。
桑椹子甘，解金石燥，清除热渴，染须发皓。

1月19日

雨

刘屋桥

《药性歌括四百味》，今天看看哪四味？

我觉得今天讲课很过瘾，虽然刚才从我们这里到桥脚下，都没有像样的讲堂，但一下子讲堂又速成了。

宏哥昨天下来看后，十分为难。哎！曾老师诊病在哪里？讲台在哪里？办公桌在哪里？到处想要拍照，找不到一个可取之处。

他说，下面的桌子，小孩子还玩烂了，都碎了。

我笑着说，那就像过家家一样，碎了就把它重新再组装起来不就好了。

你们看小孩子为什么活得比成年人快乐？因为他那些东西碎了、坏了，哭过后重新砌起来就会又笑哈哈。他们永不记仇、记厌、记恨。

睡一觉起来，昨天的不愉快，通通忘得干干净净，这就是小孩。养生的人们要像小孩学习。

《道德经》告诫我们要心很专，气很柔和。那我们能不能够像婴孩那样呢？能的话，就是善养生不老也。

最好的心态就是不管丢失什么，不见什么，都像小孩子玩家家一样，盖了一个泥的城堡推到了，哈哈笑，再盖一个起来。

接下来，我们讲血竭。血竭太不简单了。

血竭味咸。它是咸味药。是伤科跟外科的要药。

跌仆损伤。金昌叔在五经富接骨，他的手法很好。他的接骨药里就有上等的龙血竭。

你会发现，用了含有血竭的接骨药以后，皮肤表面明显可见像血一样的龙血竭。

龙血竭号称伤科要药，圣药级别。伤损处用它就会修复得很快。

龙血竭被誉为带兵打仗时必备的神药，特殊情况下甚至可以救命。

恶毒疮痈。龙血竭可以治恶毒疮痈。

老师以前得到一个方子。这个告诉你们，你们会有收获的。

我们说很多方子可以养生，可以延年，大家都不是很感兴趣。

但是如果说这个方子可以美容，可以去痘，那大家的耳朵立马就竖起来了。可见世人对外观表面的追求，总是大于对里面实际的需要。

张仲景在《伤寒论》序中讲到，世人都纷纷舍本而逐末。

可以理解为只注重其外其表，里面精神却不养。皮之不存，毛将安附？

但我们治病，不分表里，都要治疗。

皮表有痤疮、疮疤、痘印的，很难去掉。这时可用血竭调最普通便宜的润肤霜，比如大宝，然后把它涂抹在脸上，会有意想不到的效果。

因为血竭能够不断化瘀。用之前先把患处搓热，搓时可以用姜片，血液循环加快，再把膏敷上去，会发现痘印一天天变淡。

脸上初起的斑，血竭也可以把它消掉。

我亲眼见过我老师调制的药膏，患者陈年的痘印用了药膏就去掉了。

试想一下，跌打损伤的瘀血，它都可以活跃，体表就少量痘斑痘印，能去不掉吗？去得掉。所以血竭是恶毒疮痈的克星。

破血有谁。这句话怎么解？就好像武侠小说中说的，倚天剑不出，屠龙刀在手，没有人敢跟他争斗。

意思是说血竭作为破血药时药效很厉害，一般的破血药活血药都不敢与之相争。

对于肌肉溃烂，疮痈久不收口，可用生肌散。也可用血竭、冰片及其他几味生肌药，一起敷在患处，长肉会很快。

跌打损伤常用药七厘散，里面就有血竭。为什么名叫"七厘散"？前面我们讲过一分一厘很小量，它的名字的由来便是用量很少。

当有人从树上掉下来，瘀血攻心，严重的话会导致死亡。有些犯人被拉出去打屁股，有被殴打致死的。为什么？

打屁股只是皮外伤不会有事,但是重击之下,瘀血就回流到心脏,瘀血攻心,犯人痛到极致,就可能晕死过去。

为了防止这种震荡伤,有的犯人会在受刑前,偷偷喝点含有血竭的七厘散。

常人不到一百杖,甚至五十杖就承受不了了,服用了七厘散的犯人,一百杖打完了,却还能承受,而且恢复得比较快。

也就是说血竭可以提高人体耐痛、抗击打的能力。

我经常建议那些经常一个人出车在外的,尤其是一些开长途车的司机,在他们休息的几天里,喝点血竭或者三七粉。

一个月保养一两次,像养车一样。这两味药吃下去血管耐伤性,抗震性会强很多。有瘀能化瘀,没瘀可以活血。

血竭和三七粉还是练武之人的宝贝。因为练武的人经常筋骨拉伤,服用血竭以后不会有后遗症。

我曾经治疗过不少的军人跟练武的患者,他

们四五十岁时骨头痛得比常人更厉害，都是因为年少的时候拉伤了，不懂得用中药去调理。

师父教我们练功的时候说过一句话：未学武，先学医；未学打人，先学医人；未学伤人，先学救人。

只有学会如何医人、救人，强壮了自己，才适合去练武术。不然的话，武术没练成，反而练得遍体鳞伤。这个应当重视。

再说血竭。血竭破血很厉害，所以闭经的患者可以用它。

老师跟我讲，严重的闭经或者腰椎间盘突出、颈肩腰腿痛，一定要记住加点三七或者血竭，这样效果会特别好。

我问他为什么。老师反问我，瘀血堵塞疼痛中最严重的瘀血痛是哪一种。我说，无外乎就是伤筋断骨吧，还有什么比伤筋断骨还痛的？

老师说，既然断骨都可以用血竭，对于治疗普通的瘀血堵塞，骨质增生，以及其他的疼痛，它岂不是更牛了？能把高手拿下，对于庸手，即普通的常见病，用它更是疗效好。

这也是为什么有些伤科医生,既会治跌打伤,还会治颈肩腰腿痛。

因为跌打伤跟颈肩腰腿痛等慢性痛有异曲同工之处,治疗都是以活血化瘀为主。

我们再看今天要讲的。这个招法比较厉害。

我有一次看到一条狗掉进水里。它上岸以后,边走边摆动身体,一路走,一路摆,身体很快就被甩干。

我见地上的水滞分散很均匀,突然想到经常有人问我如何除湿这件事。这个抖功就这样出来啦。

大家可以去试一下,去观察万物。五禽戏就是这么来的,虽然没有人把狗列入五禽戏,但是我看到了,就是天地已经教我啦。

所以人要以万物为师,不能只以一位老师为师。有时猫猫狗狗走路的反应都会成为我们的老师。

我领悟到了这个抖功以后,干活累了就放松地抖一抖,这个只能自己去练去体会,才能有大的收获。

大家沐浴后可以试一试，看看能不能把湿头发甩干。带着把头发甩干的想法，全身通透地去甩，这就叫抖劲。练内劲可以化血浊瘀。

石钟乳，又叫钟乳石。

石钟乳甘，气乃慓悍。石钟乳，性温味甘，外形尖尖的，似垂下来，显得气势非常彪悍。凡是带尖的，善开破。对于寒痰咳嗽堵塞，可用石钟乳。

另外，可以治疗妇人产后乳汁下不。石钟乳吊在岩洞里是往下垂的，犹如石头穿破了天，仿佛天地之精华往下流。所以妇人产后乳汁不下，可用石钟乳下之。

我们说流下来带尖角的药可以往下通，是取类法象用药。

益气固精。石钟乳可以加固精气。

治目昏暗。中老年人眼目昏暗，可以用石钟乳。

我们用思维去看世间万物，境界会高一层。

因为一种方法，一个招式你通常可以悟出一个思维，但是一个思维，你可以产生无数招式。

比如看到猫狗的时候我可以悟，看到人荡秋千我也可以悟。

荡秋千开始阶段，无论怎么荡幅度都很小，后面越荡越高，而且还越省力。

得力处省力，省力处得力。有的人干活，刚开始的时候觉得懒惰不想干，不太乐意去做。

但是一旦经脉打开后，好像治病中气血有了一种推动力，反而不知疲倦。就像是荡秋千过了那个起荡关。

又像开车一样，刚起步的时候要耗很多油，高速公路上保持惯性行驶的时候，却不用耗太多油。

念经、打坐、参禅、做事情等，也都是起步的时候难，所以说万事开头难。

一旦开了头，磨炼出惯性，后面就容易了。但是如果克服不了开头，将来遇到更多的障碍，同样克服不了。

这也是为什么老师带班的第一天，就带你们去爬尖山峰。即使冒着被你们骂的风险，也要带你们上最高峰。那是为了以后，我再带你们去克服其他的困难时，你们发觉，那些都不算什么。

以后我们还要跟高人较劲，跟高人一争高下。跟平常人发脾气，是没有用的。

我们再看阳起石，听这个名字，就知道它的功用。它专治疗肾阳不足的男子精弱，女子宫寒，可以帮助阳气提升。

阳起石甘，肾气乏绝。阳起石，性温味咸。用于肾气乏绝，腰膝酸冷。

老年人腰膝酸冷的居多。一般情况下，对于七八十岁以上的老人，我才给开这味药。

用阳起石跟鹿茸两味药，或者专治肾阳不足的"阳起石丸"，治疗膝盖冷痛，以及夜尿频多，效果都非常好。

但年轻人不要轻易服用大量壮阳的药物，不然眼睛会很早就退化。为什么呢？鹿茸可以把阳气升到头顶来，但阳气太过，会引起眼部不适。

阴痿不起，其效甚捷。有一些药房，售卖壮阳酒，一瓶两三千，放了一大堆壮阳的药，效果的确很好。

但是，壮阳酒不易过量，否则留病患于终身！

我们常讲老来疾病都是壮时招的，衰后余孽都是盛时造的,就是告诫人们,年轻时也要懂养生，适可而止。

有人问，什么叫中医？狭义的回答是，用中草药的就叫中医。我认为，符合中道、不过度的医学，就是中医。

所以外国友人来跟我们学习，饮食有节，起居有常，不妄作劳，不过度，就很符合中道，获得了中医的真传。

我们国内人，即使天天尝草药，吃营养品，但是熬夜，过度劳作，都不能叫中医。

我有一天路过见龙尾遇见一位老叔，他说他天天干活加锻炼，身体还是很差。

正好旁边树下有个老阿婆，她正在团草，我问她怎么不去散步。

她说，哪有时间去散步，天天在团草。

团草的老阿婆80多岁了身体还很硬朗，而老叔还不到70岁，经常去散步、徒步走，注重健康养生，身体却很差。

为什么呢？原来真正得大利益的运动，不能是机械运动。有很多人任务性地机械地去运动。比如说今天目标走一万步，像机器人那样"噔噔噔"去走，心中哪有半点愉悦之心。

而老阿婆，她团自己的柴就很高兴，一团一个。哎！又赚了一个，又赚了一个。她带着喜悦的心情，收获的心情去干活，结果，她团草胜在健身房。

老叔家里买了跑步机等各种健身器械，但是身体练得很差。

之所以专业练都不如业余高，业余最后赢了专业，秘诀就是，开心做事。

我们接下来，讲桑椹子。

桑椹子是桑树的成熟果实，味甘性寒。桑椹子能补精，能乌须黑发。治疗阴虚燥热的干渴，效果很好。

因为它甘甜益力肌肉，甘凉又能够生津。所以干渴、大便秘结可用桑椹子。

解金石燥。意思是说患者服用了某些矿物药

或者西药后口干舌燥，用点桑椹子泡水喝就不燥了。

我们学《阴符经》时讲，食其时，百骸理。

人最大的补品是什么？是每个节令的蔬菜、瓜果。当地当季益身体需要什么，大自然已经安排好了。

这个节令盛产大白菜，则百菜不如白菜。这个节令出萝卜，萝卜更好。俗话说："萝卜上市，药铺关门。"

所以食节令的菜，就是跟天地同步了，属养生之道。

桑椹子采摘在4－6月份，春天吃点酸甜的桑椹子，酸入肝，肝就能得到启发。

清除热渴。桑椹子可以生津止渴。这里讲一个曹操的典故。

一次，曹操带着一大群士兵去讨伐敌营，途中士兵已经口干舌燥。曹操便说，前面有一片梅子林。士兵一听就想起梅子，津液就产生了，满身都是劲。

当你们要解暑要抗疲劳，要走远路的时候，

就弄些酸酸甜甜的来吃，可以解除热渴。

因为酸甜能够生津，所以桑椹子可以清除热渴。

染须发皓。乌须黑发的意思。它通过补气血，可以让早白的须发变得乌黑。

发为血之余，头发是血足了以后生长出来的。一个人气血足，他的头发会长得很好。一个人气血虚，他的头发也会干枯。这两点是同步的。

想要头发好，可以买点桑椹膏，用温开水冲服。方剂"首乌延寿丹"，里面就有何首乌、桑椹子。可以治疗阴血不足，须发早白。

另外，常常大便秘结的中老年人，也可以食用桑椹子。

我们今天就到这里，更多的精彩在明天。

# 第77课 蒲公英、石韦、萹蓄、鸡内金

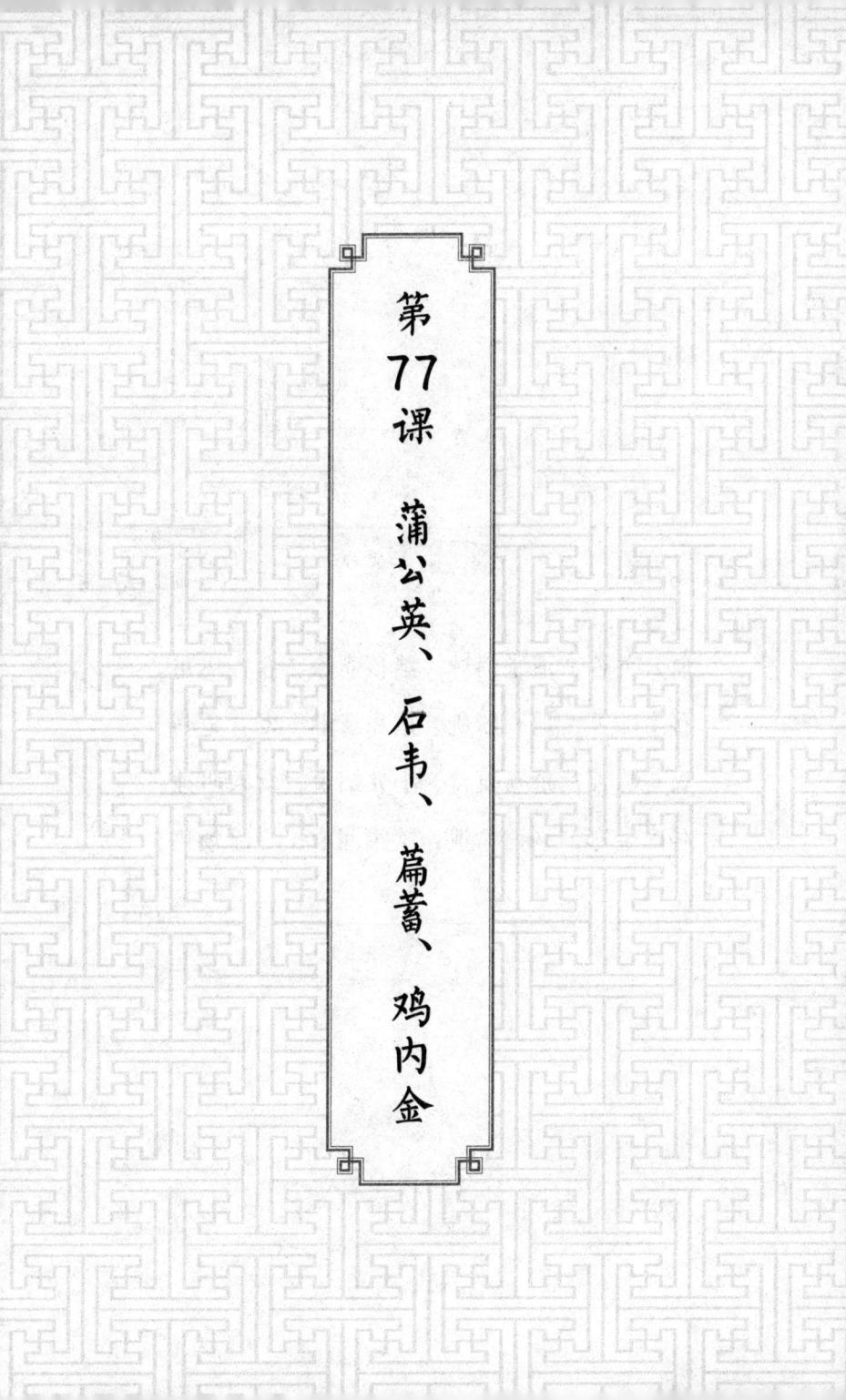

蒲公英苦，溃坚消肿，结核能除，食毒堪用。
石韦味苦，通利膀胱，遗尿或淋，发背疮疡。
萹蓄味苦，疥瘙疽痔，小儿蛔虫，女人阴蚀。
鸡内金寒，溺遗精泄，禁痢漏崩，更除烦热。

1月20日

晴

湖心亭公园

《药性歌括四百味》，今天看看哪四味？

我昨天想到一句话。做人呢，锦上添花的事少做，雪中送炭的事要多为！

这次神手过来，又是武当山的茶，又是茅台酒送给我，我家里人就说，我们也把茅台和我们当地最好的茶叶送给神手吧。

我说现在神手物质方面是不缺了，我们送给他酒跟茶都只是锦上添花。神手现在,苦于什么？

苦于这套疗法要怎么更快速地推广，在这方面，神手还在雪中。

所以我们把这个疗法学好、做好、用好、传播好，就是送给神手最好的礼物。

接下来，我将带领你们十个人到乡村跟田野，或者去到患者的家里。

还有很多患者他们不知道我们，即使知道，也因起得不够早碰不上我们，还有的患者行动不便，他们当中有很多是留守儿童、孤寡老人。

像那些拄拐杖的患者更来不了这里，所以我们就要下山去。以前走医叮叮当当，于是有些人便认为走医是迫于生活无奈，才到处讨饭去。

不！走医它有一个特别重要的作用，就是患者走不了了，他可以找到患者家里去帮他治疗。

这就是走医的慈悲。而我们就要做这个雪中送炭的事。

就像我们去台长那边一样。台长能到我们这里来吗？来不了。很多老人也是行动能力有限，我们就全力以赴，这样治好一个顶治一百个。

我在余师那里学医的时候，跟随老师进行病例采集。跟一两个经典的病例，就比得上一百个，可以反复地去推敲。

神手说的这个治偏瘫的方法，就很好。只要能让偏瘫患者站起来，你们就都出师了。

你们只要把会做的事情做好，也很厉害。像润雅，把《小郎中跟师日记》写成，就是出师了；金宝把《师说》写成，也是出师了；银华的按摩棒能从头搓到脚，也是出师了。

执其一，万事毕，把一件事情做好就是专家。

我们开始讲中药，首先讲蒲公英。

蒲公英苦。苦寒清火消炎热。所以蒲公英可以清火，可以消炎。

溃坚消肿。蒲公英可用于胃疼痛肿胀，胃溃疡。现代研究发现，蒲公英治疗胃溃疡、幽门螺杆菌效果很不错。

曾经一位胃病的患者屡治乏效，听中医说吃蒲公英好，每次30~50克煮。医生还告诉他蒲公英是野菜，可以当菜吃。

患者就每天喝上浓浓的两三碗，一个月左右，胃胀痛反酸的症状全好了。

治疗慢性胃炎、急性胃炎、胃溃疡、胃痛时，可在辨证方中加20~30克蒲公英。

蒲公英解毒，解的是哪些脏腑的毒素呢？它

最善解的是肝脏的毒,而肝毒可以通过眼睛体现出来。

患者眼珠疼痛、眼红目赤,可用蒲公英50～80克,服用一剂就见效。

昨天学生问眼睛痒怎么办?

桑叶、蒲公英中任一味药,取30～50克煎水内服,症状较轻者服用后第二天就缓解。

如果想要见效更快,还可以采用联合治法。比如找到手上眼睛的相关穴位,用按摩棒按搓。再加上药物治疗,就起到引睛之效。

未来我们行医用药,就可以采用这种联合治法。这种棍棒疗法,可以起到引药治病的效果。

结核能除。肺结核、肺热,配伍蒲公英可以减轻症状。

食毒堪用。现在食物中毒的发生越来越多了,一是因为食物的品种太多,容易误食;二是化肥、激素催生长成的食物太多;三是反季节的食物太多;四是食物中残留的农药不容易清洗干净。

食物中毒并不是单指急性的中毒,即吃了食

物过后口吐白沫,中毒昏迷等。

更多慢性的症状,很难觉察到。比如头昏脑涨、不思饮食、呕吐等各种身体不适。

但是患者去医院检查却找不到原因,这时便可先用蒲公英30~50克煎服。

以前有一位医生,遇到疑难杂病屡治乏效,就想到了这个。

先用蒲公英、甘草煮水喝,既解药毒又解食物中毒。如果患者康复了就不用再进一步治疗。如果觉得还有些不适,再辨证开方。

蒲公英还有一个很重要功效,即治疗痈肿疔毒。

我曾碰到一个很顽固的痤疮案例,痤疮硬硬的像刺一样,一个紧挨着一个。

我配伍以四逆散加五味消毒饮,患者吃两剂药后痤疮就被抚平。五味消毒饮里的蒲公英、金银花、紫花地丁,都是治疗疔疮肿毒的要药。

所以脸上长了很顽固的痤疮,可以用蒲公英治疗。

痤疮中暴突者属阳,低陷者属阴。这时摸诊,就是辨别它属阴还是属阳。

我们治疗这种暴突开来的疔疮，便可以大胆使用蒲公英，但陷下去的疮痈不可用。

蒲公英还有一个很重要功效，即退黄。对于面黄肌瘦，肝胆排浊不痛快的患者，配伍蒲公英治疗。

蒲公英退黄染之色，是因为它能利尿，这叫黄随尿走。身体里的黄浊黄臭随着小便排空后，整个人就会变得清爽。

我曾碰到一位患者，他肺里有痼痰，咳吐不尽。患者在大医院里治疗半个月后，感觉痰越来越深，开的药也不敢再吃。

经辨证，诊断为痰热壅堵胸肺，方用"千金苇茎汤"，即由桃仁、薏苡仁、冬瓜仁、芦根组成，再加清肺热的鱼腥草和蒲公英。

当时一剂药两块多钱，他才吃了两剂，就高兴地跑来说，他把大量黄浊的浓痰咳了出来，舒服多了，晚上睡觉也不会觉得心里烦躁。

所以碰到这些痰热壅堵在肺中的患者，可以

重用蒲公英。

而且蒲公英还有个特点，就是即使用量过大一点，也不容易损伤人体，因为它是野菜。

我们进入下一个话题。你们是否知道我们练的壁虎游龙功，有人练了效果很好，有人练了效果却很普通？问题在哪里？

之前我在余师的任之堂，跟别的人一起看五禽戏视频学习，很快我就可以教他们。

其中有一个江苏过来的学生，人高马大的，但是身体脏腑很弱，经常走路气短。

我观察到，他练的五禽戏只有其形而没其神。就像在墙壁上画一只猫，即使画得再好，老鼠见了也不会害怕地跑掉。而练虎爪的时候，是要把手翘起来再抓下去，这样才有老虎的气势。

不管是练功，还是画画，只是模仿到猛虎的外形，而没有得到它的神韵是不够的。所以练功的时候不把虎威练出来，身体里的湿气、湿毒，就不会排掉。

如果一边练功还一边讲话，不把练功当回事，病也不会把你当回事。我们练功不在平地，而要在桥板上，就是为了练出更好的身体来。

我们走桩的时候全神贯注，咬牙叩齿，然后五指抓地，效果也非常好。

现在很多患者患有前列腺炎，如果练这个壁虎游龙功，尿频、尿急的症状就能得到很好地改善。

古代医集中老医家都有讲述，小便的时候，一不要讲话，二牙齿要扣紧，三五趾要抓地。这样尿液排出的都是浊气，还能很好地固摄住清气。

我们练壁虎游龙功，就是把脚趾、手指抓地的功夫练好。这样大脑的记忆也会巩固得很好，脑脊液、脑髓汁就不会流失得那么快。为什么呢？按照全息胚理论，五个手指头连接大脑。

我们每天练的五指抓地，健脑；练脚，也健脑。没有强大的身板，怎么会有发达的大脑？

所以我们练五禽戏，练虎的时候要把虎威练出来，练鹤的时候要把鹤翔轻盈之势练出来，做到踮脚轻盈。鹤点地轻盈，就是它的神韵。

老师教功夫，学生得其神韵的，越练越好。只得其形的，依葫芦画瓢的，效果不明显。

我们再看石韦。石韦味苦。石韦苦寒，善于利尿通淋。

通利膀胱。膀胱炎、尿道炎、尿道结石，可用石韦。

有一位结石的患者，尿道有好几个黄豆粒大小的结石。他之前用了很多利尿药物效果都不理想，后来发展成慢性尿道炎，我让他服用复方石韦片治疗。患者吃了五盒后，结石排出。

复方石韦片里加有黄芪，黄芪能补气利水，对于治疗慢性炎症效果不错。

生活中，如果扫地扫不干净，会用到什么呢？水。用水来冲洗老房子，就可以洗得很干净。

我们治疗身体里的炎症积聚采用的利尿的方法，就是同样的道理。

患者吃复方石韦片通利膀胱，小便量会比平时多一倍，就如同用水大量的去冲刷尿道，自然就能将结石排出体外。

遗尿或淋。热淋、血淋、石淋、小便不通、淋漓涩痛等，可配以石韦治疗。尿道淋漓赤痛，方用八正散，但是尿液要偏黄偏热的才可使用。对于小便带血的患者，可用单方石韦煎服。

发背疮疡。疮痛肿毒，有的会发展到后背乃至全身，属湿毒疮疡，也叫发背疮疡。石韦可治这类由湿热所致的外症。

石韦还有一个重要功效，即治疗肺热咳喘。表现为肺有热痰，很难排出。

石韦可以把痰变成水，从尿道排出。既然热痰从上面很难咳出，就可以考虑让它从下面排出。

中医学认为，肺为水之上源，膀胱为水之下源。

肺热严重时，可以利水泄膀胱热。像玩积木一样，把下层的积木拿掉了，上层就会不断地往下掉。所以石韦治疗肺热咳喘效果很好。

我们再接着说练功。有很多患者说，他们用围巾、袜子等把身体包裹得严严实实抵御风寒，但还是觉得风能钻进身体，还能感觉到凉意。

为什么？是衣服、围巾、袜子都不保暖吗？

不是。是因为真正保暖的，是自身的阳气。阳气足则百病除。

我们练功，抗寒就练金刚腿，防风就练金钟罩，非常有效。

我们站在直角的壁上练壁虎游龙功，五趾抓地的时候，抵御外界的金钟罩便形成了。牙齿一咬，抵抗力就外放了。

为什么打仗的时候，士兵要咬牙切齿？就是因为这样，抵抗力才更强。

所以平时总是瘦弱无力的，干活又不咬牙切齿干的人，最是吃亏。

咬牙切齿全力以赴的人，他的卫气瞬间就爆发出来，有一种彪悍之气。也相当于打仗时把万里长城加固了。这点很重要。

但是，大家下午去农场干活时，不要每个都凶神恶煞。

萹蓄味苦。萹蓄是苦味的。

疥瘙疽痔。萹蓄杀虫，对疥疮、瘙痒、痈疽跟痔疮都可以治疗。

小儿蛔虫。小孩子肚子里头的虫积，萹蓄可以化解。

女人阴蚀。阴道炎、尿道炎、宫颈糜烂之类的妇科疾病，以及症状见白带量多、黄臭，患处瘙痒的患者，可用萹蓄外洗。

用萹蓄、蛇床子、苦参等常用外洗药物煎水外洗，可以除虫止痒。

萹蓄还能利尿通淋。那些干活的工人，比如他们扛树时汗液大量流失，小便就黄。还有可能严重缺水以至小便不通，尿道刺痛。

这时便可用萹蓄、石韦或车前子各30克，水煎服，简单又方便，一剂就见效。

再看我们，同样去干活，有的人越干气血越活，有的人越干越累，区别在哪里？

区别在度的把握。练功要练到出汗，但是不能练到心慌、气短。度的把握很重要。以前的练功家们流传下来一句话：师傅可以传你功，但不能传递火。

不是师傅吝啬，而是火候需要自己把握。比

如过去煮柴火饭,大家可以告诉你要放多少米和多少水,但是无法传授火候的把握。还得烧火时自己去摸索,去感知。

干活也是一样的,拼命干到脱力不行,隔靴挠痒也不行。恰到好处,才能有大收获。

鸡内金寒。生鸡内金是偏凉的。

溺遗精泄。鸡内金可以固摄止遗。

动物和家禽有一个特点:若弱齿者必强于胃。

生活中可以观察到,给鸡喂一根草,它很可能嚼不碎,因为它的牙齿很差。

鸡既然牙齿很弱,那它必定有很强大的胃可以去炼化食物。否则吃进去的谷物很难消化。

我们可以看见鸡进食都是不嚼的,咕噜咕噜就囫囵吞下去。

还有老鹰之类的飞禽,它们把东西撕碎就直接吞下去,然后全靠强大的胃去磨化。即使沙石进到胃里了,它们也可以磨化。

由此可见,结石结块,鸡内金可以消化。

有一位上海的患者患有结石,治疗了一段时

间后效果不佳。

他看到我的书里写着鸡内金打成粉内服可化结石，于是每天温水送服几克鸡内金粉。

结果他吃了1个月左右去检查，结石小了一大半，又吃了2个月左右，再复查结石就完全没有了。

通过这个病例，我领悟到治病也要讲究耐心和功夫。像煮开水一样，刚煮到90℃就停火了，水都没翻滚，自然达不到效果。

你们学医也一样，已经学得很好了，就差那么一点点就可以出师，更不能放弃。

我们学医就要像那个服用了3个月鸡内金的结石患者一样虔诚。天底下好效果跟奇迹往往就出现在虔诚认真的人身上。懒懒散散、随随便便的性子，很难创造出奇迹。

禁痢漏崩。治疗尿失禁、痢疾、崩漏，配伍鸡内金会很有疗效。

更除烦热。鸡内金可以除心烦燥热。

小孩子心烦燥热，大多数是食积导致的，可

以服用消食健胃的鸡内金片。积食化掉，烦热也就得以消除。

针对小儿疳积，可以用鸡内金跟白面做成饼，让孩子食用。

一般鸡内金研粉不煮效果更好，因为高热过后鸡内金容易受到破坏。鸡内金也可以炒制，但是不能炒过久。如果是用它的化石之功，生鸡内金晒干磨粉，效果更好。

有一位老医生，每年过年前几天，他就开车到乡下去，几十个村子一个一个地去转。

因为当地村民的习俗就是过年要杀鸡，老医生便花重价把全部的鸡内金买下来。

他说现在在笼子里头人工饲养养出来的鸡，比不上田地里头散养大的鸡，体内取出来的鸡内金，化炼食物的功效也没那么好。

就像天天养在办公室，手能不能把坚硬的土抓碎？抓不碎。但是如果天天在田里头抓土等各方面练功，你的手就会很厉害。

老医生说买的鸡内金，还可以用来治疗癌症

患者。癌症、肿瘤、积块、子宫肌瘤都可以用它来化。

鸡内金的功效还有很多，但我不主张你们到处去杀鸡取鸡内金。

你们听过没有？鸡有五大品质。

第一，它额顶戴冠，身穿着漂亮的衣服，显得雄赳赳、气昂昂，文德也。

第二，它的爪很锋利，可以把土地都撕裂开来，武德也。

第三，它碰到有一大片吃的，不会独享，它会咯咯咯地叫，周围的鸡统统跑过来。这叫什么？自己有吃的，也要分享给同伴。仁德也。

第四，它看到害虫，一爪子就把害虫除掉。这是什么？勇德也。鸡不会怕这些害虫、害病。

第五，鸡思晨，狗守夜。鸡从来不会睡懒觉，不管天是灰蒙蒙的还是亮了，它们每天四五点钟就鸣叫。这叫什么？信德也。

所以文、武、仁、勇、信，鸡之五德也。你不具备这五德，你怎么吃它，你还不如它。哈哈。

在这点上给大家讲笑了是吗？但是大家要好好地记住，这五点记好了，胜服五剂良药。

今天就到这里，更多精彩在明天。

# 第78课 鲤鱼、芡实、石莲子、藕

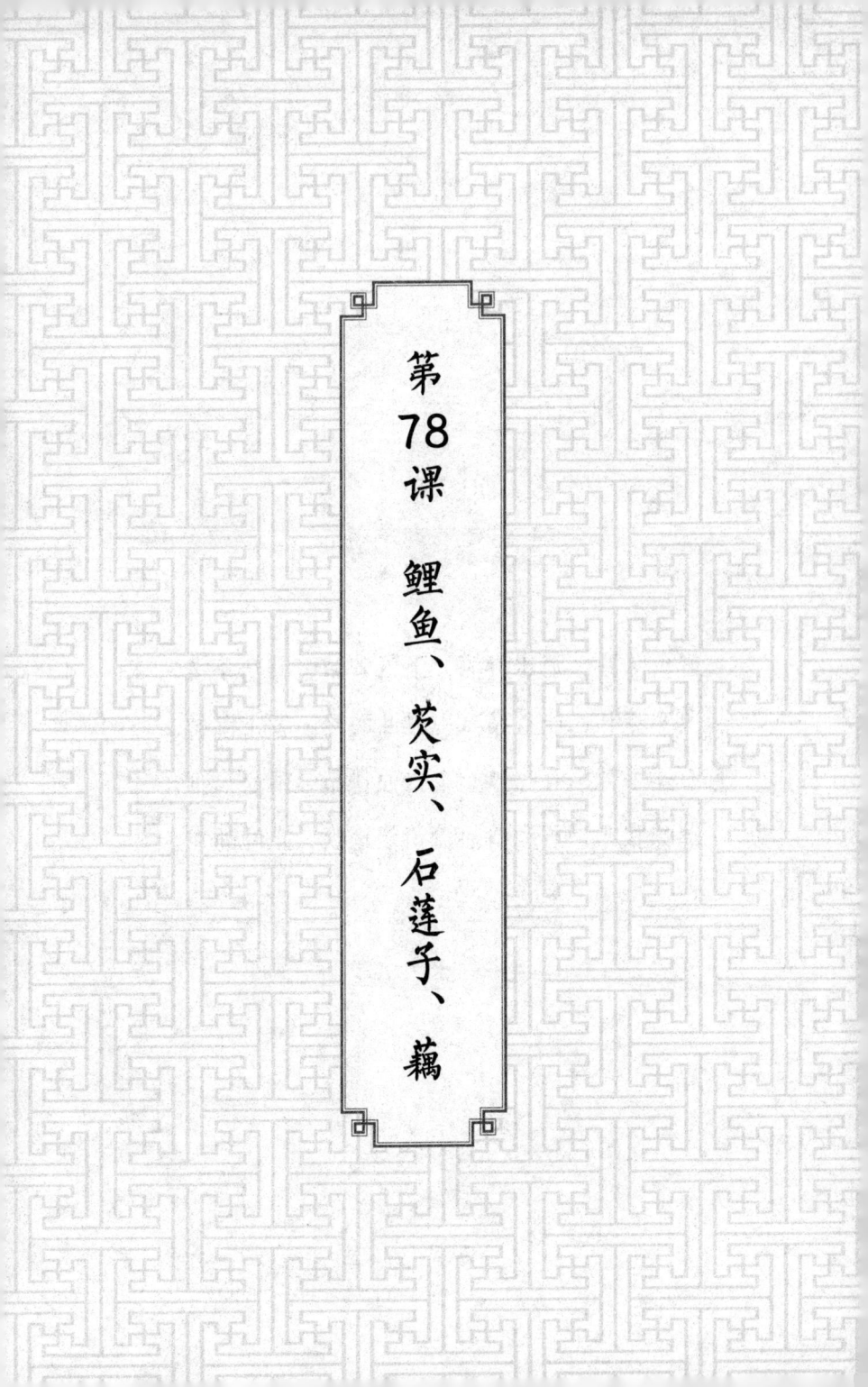

鲤鱼味甘，消水肿满，下气安胎，其功不缓。
芡实味甘，能益精气，腰膝酸疼，皆主湿痹。
石莲子苦，疗噤口痢，白浊遗精，清心良剂。
藕味甘寒，解酒清热，消烦逐瘀，止吐衄血。

1月21日

晴

湖心亭公园

《药性歌括四百味》，今天看看哪四味？

神手过来的时候问我究竟写了多少本书。

我说数起来应该不下一百本吧，出的已经也有五六十本。

神手听后十分震惊。因为很多人写一本书都很难，而且要出版更难，出版还要畅销更是难上加难。

我们怎样做到写一批书，而且还能出版，还能够为读者喜欢呢？

我觉得《道德经》里有一句话说得好：图难于其易，为大于其细。

我们要做困难的事情，要从容易的做起；要做天大的事情，要从细小处入手。

大家说，一本书难写吗？难！一本书那么厚那么多字，是真的难！我再问写一页纸难不难？写半页纸难不难？

一页纸和半页纸都有点难。为什么？因为大家一听写文章就吓得不敢动笔了。

相比之下，一百字就比较容易，只有一点点难度。那我们就先写百字文，写一百个字去打动人心，感动人心。

一本书不就是由一千个一百字组成的吗？

只要做一千件容易的事，那难的事不就化解了吗？哈哈哈哈！

所以我之前要你们写千论计划，要你们看一千个患者，写一千个案例，写一千个感想。

你只要会讲一千零一个故事，你就是一个好的老师。

克服这些难事，就犹如我们割茅草。当我们看到非常多的茅草，也会想还有那么多茅草，什么时候才能割完。

割一根容易吧？容易。我们做无数次容易的

事不就割好了？

我觉得那些有成就有出息的人物，他们都是把很难的事情化解成一件一件很小很容易的事，然后持之于恒。

所以你们学穴位，除了多摸、多练，没有别的捷径。

我们学切脉也是如此。博涉知病，多诊识脉，屡用达药。

当你看的患者多了自动就会治病了，这叫见多识广；摸的脉象多了，也就自动体会到脉象了。

神手摸的脚都不止一万双，他17年前就跟在师父身边学习。

所以说功夫不可不练，知识可以一下子传授给你们，功夫却是需要你们天天摸、天天练。

现在开始讲课，我们先讲鲤鱼。

鲤鱼味甘。它是甘甜的。甘甜益力生肌肉。

凡甘甜之品，可以让人身强体壮。比如说妇人产后体虚乳汁不足，或是乳汁不通。可以用鲤鱼煲黄芪、当归、党参、王不留行、路路通，既补又通。

当然有些吃素的患者就可以不用鲤鱼，单用这些草药都很管用。

消水肿满。鲤鱼可以消除水肿。

我以前听一位医生讲，他们科室治疗这些鼓胀病有一手，其中有个食疗方治疗肝硬化腹水，名叫鲤鱼赤豆汤。

因为赤小豆能够利水，它跟鲤鱼一起食用就能消水肿满，这个汤救了很多肝硬化腹水患者。

下气安胎。鲤鱼可以下气安胎。患者咳嗽、气喘、胸闷时，可用姜、醋与鲤鱼一起煮食。姜能散寒，醋能酸收。

当我们外感咳嗽或头痛、脖子痛，或胸闷，都可以食用点姜醋。我们常常食用的糖醋姜，姜能散醋能收，一升一降就是合道。

鲤鱼治疗胎动不安时，还可在汤里加一些苏梗、白术。

其功不缓。鲤鱼起效不慢。

鱼的特点是什么？鱼没有双脚但可以游得

很远。

我认为人有手有脚，还有什么不能攀登的高山呢？我们做人，要多学学万物，万物皆吾师。

我们接着说，早上练功很重要。八段锦有一招叫攒拳怒目增气力。

这里说的不是跟别人发脾气打架，是指练功时双拳要抓牢，双目要看向前方，牙关要咬紧。这像什么？像猛虎下山一样。

所以练功得其神韵，事半功倍。如果得不到这些神韵，只是在模仿动作，徒有其表，则事倍功半。

老虎只是端坐在那里，狼、狗等动物见了都会发抖，赶紧四散逃跑。再看形似老虎的猫，不管它怎么摆动作，狗都不会害怕，所以神韵很重要。

病痛就似这些狼狗，最怕虎威的正气。

我们很多人会犯一个错误。什么错误？生病以后底气不足，就怯懦。一怯懦就拼命到处找医生，找药物。不知道找自己的原因，不知道患病大多是因为自身的正气不够。

假如你有虎威，就不会害怕狼狗。也就是说我们锻炼要像以前练兵一样，把虎威之气练出来，只要有勇士就没有恶敌。为什么外在有恶敌呢？因为你自己没有成为勇士啊。

　　勇士就没有降伏不了的恶敌，有勇气、正气就没有驱散不了的邪气、恶疾。

　　再接着讲芡实，它又叫鸡头。我们去的观音庙的大池里，就有芡实。

　　芡实味甘。芡实甘甜，益力生肌肉。

　　能益精气。干干瘦瘦的孩子，吃芡实可以增加精气。像莲子、芡实这类饱满的种仁类药物，取其象，人吃了就会变得饱满。

　　腰膝酸疼。老年人腰膝酸疼可配伍芡实。脾虚、肾虚的患者都可以用芡实。

　　有个药方名叫"水陆二仙丹"，号称仙丹的两味药，一个是长在水里的芡实，一个是长在陆地上的金樱子。

　　中老年人尿频、尿急、腰酸腿软，将这两味药加到辨证方里常常有意想不到之效。

皆主湿痹。芡实可以治疗湿邪痹痛。

芡实可以治疗妇人带下、白带量多。如果白带清稀，用完带汤加莲子、芡实，患者服用一两剂就见好。

带下黄臭的患者可用益黄散，方中的芡实，取其治疗湿热带下的功效；还可配伍四妙散，患者服用两三剂就基本痊愈。

霉菌性阴道炎等妇科疾病，怎么消炎都效果不佳，但用这两方效果很好。

在欧洲地区，他们把我们开的中药店叫草木店。草木是通行天下的，天下都有草木。

叫作中药的中药材难道只有中国有吗？用作中药材的草木是遍布世界各个地区的，所以把中药店叫草木店他们比较接受。我们要编的《草木经》，主要就是针对大地生长的草跟木。

动物药要尽量少用，如果能把草木用好，我们就算得上很厉害了，而且这很环保，没有杀戮。

我们的目的是要编出一本没有杀戮的医书，而且带有环保色彩。

欧洲人碰到妇科疾病，服用完带汤治好了阴道炎、宫颈糜烂，便纷纷竖起大拇指。

中医药治病属于自然疗法，大自然的花花草草等植物，包括粮草、粮食，也都可以减轻病痛。

我们进行下一个话题。你知道孩子为什么会懒吗？懒者，脾湿也。

当车陷到淤泥里动不了时，加速转动车轮车就会出来。同理，当人陷到懒习里出不来时，增加运动，脾就会健运。

对于疲倦、慵懒的孩子，一要注意饮食节制健脾胃，二要多加运动锻炼，孩子自然就会勤劳。

百种弊病，皆生于懒。大意是千百种问题都是懒生出来的。

一个人没成就，只要戒一个"懒"字。有成就时，就要戒一个"傲"字！

一个人没有出息的时候，千万不能懒惰，否则一辈子没出息。一个人有出息的时候，千万不能骄傲，否则就不能百尺竿头更进一步！

一个人一旦骄傲，衰相就露出来，衰败之象；

一个家庭一骄傲,就开始走下坡路;一个公司或单位一骄傲,很快就被其他公司、单位反超。

所以古人讲哀兵必胜,却没有傲兵必胜的说法。

哀兵都知道自己缺点和过去的伤痛,会保持这种低调为人的状态去做事。如果是虚心做学问,那么学问就会步步高升。这就是阴阳调和。

石莲子苦。石莲子是苦寒的,能清心火。

心火旺失眠的患者,石莲子配以麦冬煮水服用,可以改善睡眠。

疗噤口痢。什么叫噤口痢呢?饭食难以下咽,腹泻很严重。

有个"开噤散"的药方,治疗热毒和严重的噤口痢,方中就有石莲子。石莲子可以清火解毒。

白浊遗精。石莲子苦寒,可以降心火。《黄帝内经》讲,心动则五脏六腑皆摇。

心一烦躁,筋官就摇动,就容易流出精水来。这时,可清心火以除烦。

心境泰然之白体从令,心是源头,所以清心火,男子遗精的现象就会减轻。石莲子为清心凉剂。

对于尿液黄浊、黄赤的患者,亦可用清心火的石莲子。心是血液的源头,尿液又是血液渗透形成的,所以清心火,尿液会变得清澈。

为什么患者服用导赤散能把黄尿变成清尿呢?就因为导赤散方中配伍有清心的竹叶、生甘草、木通。

我们再看。为什么人挑上百斤重物,骨头都不会被压碎?

因为不一定是骨头在承重,有可能是骨头周围的气囊在承重。但人老过后为什么骨头磨损得厉害?因为气不足,气囊瘪了。

人如果气足,即使载重多一点,身体也还能承受。像汽车那样打足够多的气,自行车也能承载三五百斤。

人如果气不足,就不要去拼命干重活。气足了再去干重活,身体才会更强壮。

孟子说的养浩然之气,首先养的便是身体。

现在好多孩子,为什么叫他担一二十斤,他都担不了?他们提个重物走路都拐来拐去的,小跑几下就喊累了。

人们熬夜看手机，气都消耗了，所以就没有力量去承受更多。

接着讲藕。

藕味甘寒，解酒清热。莲藕是甘寒的。假如你喝酒了，酒毒攻心头晕目胀，食用藕就能够解酒毒清心热。

我们喝完酒后，煮点清淡的莲藕汤喝，酒气就会下去。

消烦逐瘀。藕可以使烦躁消减，让瘀血排出体外。藕长在水里，是甘寒的。如果心烦失眠，可以煲点莲藕汤来喝。

止吐衄血。藕节消瘀而止吐衄。流鼻血或是咳痰带血的患者，可以到药店里抓藕节煎服，可以止血。

对于小便有血的患者，榨出莲藕的汁加点蜂蜜温热后服用，可以止住小便出血。这是一个秘方。

莲藕让我联想到一个人生道理。即使你在淤泥里头也有人把你挖掘出来，说明你有才华。

莲藕生在池塘淤泥里，却可以开出最灿烂的花朵。

所以人不要怕在江湖，也不要怕在俗市，更不要怕在基层。《道德经》讲高以下为基，贵以贱为本。

犹如藕，高高的技术就必须在深深的海底践行。

神手是怎么练成的？摸一万双脚。

若想千人头上过，必先万人脚下行。他前面17年摸了一万双，而且每双脚都不是草率地摸，都要摸出效果来。所以人生就一个字，"练"！

今天就到这里，更多精彩在明天。

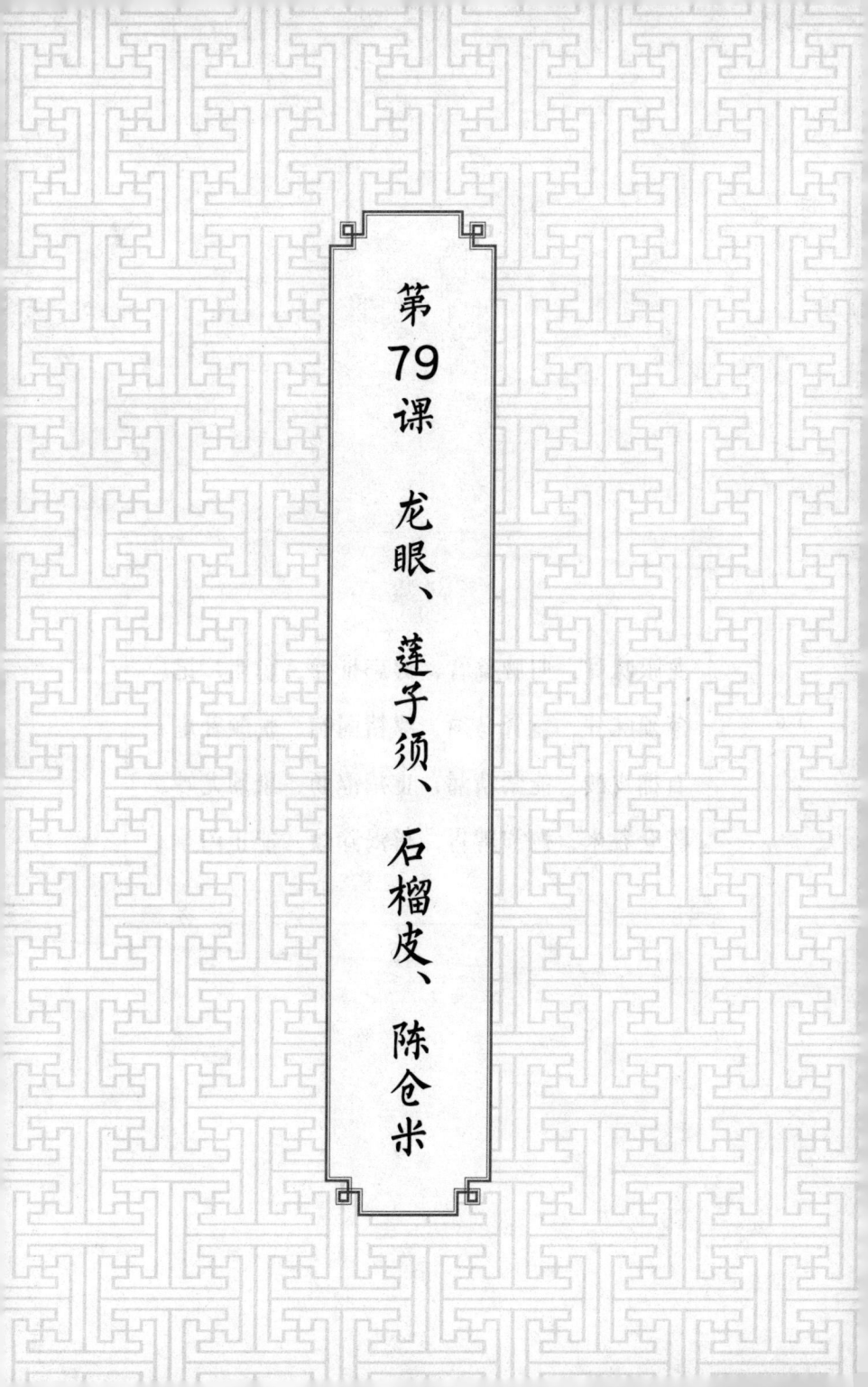

# 第79课 龙眼、莲子须、石榴皮、陈仓米

龙眼味甘,归脾益智,健忘怔忡,聪明广记。

莲须味甘,益肾乌须,涩精固髓,悦颜补虚。

石榴皮酸,能禁精漏,止痢涩肠,染须尤妙。

陈仓谷米,调和脾胃,解渴除烦,能止泻痢。

1月22日

大雾

湖心亭公园

《药性歌括四百味》，今天看看哪四味？

我们刚才讲到一个问题，现在很多患者是谈癌色变，癌症像什么？像猛虎、狮子。

人体正常细胞像马、牛。马、牛有个特点，它们强壮起来往前冲，狮子都要为它们让路。

但如果它们弱的话，会被狼狗吃掉。

决定一场战役的胜利是什么？是兵士的勇气，谋士的智囊团，跟应对战役是仁义之举这三样。

这也是决定患者身体能否变得强大的三样。即医生用药要足够机智、勇敢、长远。

患者也要有战胜疾病的勇气：敢吃苦，敢踢腿，敢练功，敢习劳。

士兵上战场，如果问他敢不敢，他说不敢那

就不用去了。因为一旦胆怯腿软，上战场根本不可能存活。

第三，我们要思考这场战争究竟符不符合仁义。

比如说一场跟癌瘤搏斗的战斗。首先要想一想，身体恢复健康以后要做什么呢？是继续熬夜喝酒纵欲吗？

还是好了以后用这个有用之身去现身说法帮更多人？如果有了这个心，那就是有志之师，仁义之师，再难打的仗都是攻必克战必胜，可以立于不败之地。

我们开始讲中药，先讲龙眼。龙眼又叫桂圆。

龙眼外面一层壳，中间一层肉，里面一个核。中间一层肉雪白雪白，还是透明的。里面的核像一个黑色瞳仁一样。这是不是很像眼睛？所以它号称龙眼。这个东西不简单。

龙眼味甘。它是甜的。甘甜益力生肌肉。龙眼可以强健人体。长得消瘦的，低血糖的，走路心慌气喘的患者，可食用龙眼肉。

服法很重要，最好是放在饭上面，蒸熟来吃。

蒸熟的龙眼肉和大枣都比生吃效果好。煮来吃的龙眼，效果也没那么好。

张锡纯曾经接诊一位形体非常消瘦的患者，患者走路有气无力，走几步路就心慌心跳。于是他建议患者用大枣、龙眼肉放在锅上蒸熟来吃，每天吃5~6枚。

几个月后，张锡纯再碰到患者，差点认不出他来。患者已经长得健壮有力，走路毫无病弱之感了。

张锡纯把这个医案记录在了古籍上面。

归脾益智。龙眼可以帮助脾缺血的患者，还可以增强智力。

哪种类型的人心脾会缺血呢？放化疗后的患者居多。可以叮嘱患者单用龙眼、枸杞子或者大枣，或者一起蒸熟后嚼服。餐餐嚼服几粒，白细胞、红细胞数量都会增长。

龙眼是适用于病后体弱产后调补的绝品妙药。

在南方，龙眼肉有着北方人参那样高的地位，可见龙眼肉的补益效果极佳。

健忘怔忡。健忘是气血虚供不上大脑，或者大脑局部有瘀血等引起的。治疗时要在活血化瘀的基础上加一些龙眼肉。

怔忡就是心悸，即心慌心跳。很多例患者说他们一旦着急，就心慌肚子饿，手脚也乏力。那就是怔忡的一种表现。

我建议他们放点龙眼肉在兜里，在两餐饭之间嚼服十个左右，可以有效缓解心慌心悸。

这就是我们常说的："饿得慌，龙眼尝。"你饿得心慌发抖，你就尝那个龙眼。

聪明广记。哇！很少药有这个效果。意思是说吃了龙眼广泛地涉猎也可以记得很牢固。

有些人说他读书读很多，家里摆了很多书。但我认为读很多书不厉害，记了很多才算厉害！

如果只是读了很多书，不能记在脑子里，不能灵活运用，那就不行。

我们学东西要一学就能记，一记就能用，一用就能精，一精就能变化。那才叫厉害。

我们学这些东西，比如学手足反射疗法，如

果一学就能用,那么学的这个阶段就通过了。

紧接着我们就要想:一用能不能够精,一精能不能够产生很多变化?一产生很多变化,能不能够顺利地传授给别人?

只要灵活掌握,就会越学越好,越学越有味道。

龙眼可以提高记忆力。有些妇人记忆力差、血少,可用含有龙眼肉的归脾丸。

男子气为用,女子血为用。男子记性不好用什么?用补中益气汤。

用脑过度,心慌心跳没力,用归脾丸;如果是用体力过度消耗导致气虚体虚,则用补中益气汤。

龙眼肉还有止血之功,妇人崩漏,也可用归脾丸,再配伍20～30克白芍,治疗崩漏效果比较好。归脾丸治疗的是虚弱崩漏,表现为病程绵长。

我们再看。《吉祥经》书中提到,亲近有德者是为最吉祥。

大意是说亲近有德有道的人,可以得到吉祥。就像冷天烤火,越亲近火,越温暖。在火的十米二十米以外烤火，当然丝毫感觉不到温暖。

所以你感到不如意时并不是有德者不帮你，而是你远离了帮助。就如同你站在树荫底下，却说太阳不照顾你。并不是太阳不照顾你，而是你在阴影里头走不出来。

所以，想要得到阳光的温暖，就要从树荫里走出来。

很多癌瘤的患者不亲近中医，不知道中医的好。但化疗后他们不得不吃中药调理时见效又慢，他们还是会抱怨。

一个人一直待在阴影里头，太阳都会拿他没办法。但是走出来的话，就温暖了。一个人靠近上善知识，就接近成功了。

世间最厉害的人有两种：第一类是觉悟者，第二类是紧跟靠近觉悟者的人。

往往最苦的也是最多的一类人，他们自己不觉悟，做不了主，又不肯跟着觉悟者走。或是止步不前，或是被自己的贪嗔痴慢等坏习气带走。这一类人，通常身体都很差。

接着讲中药，莲须。莲须味甘。莲子的须也可以入药，就像玉米须一样。

玉米须可以利尿，莲须可以收敛。

益肾乌须。莲须可以补肾乌须黑发。

涩精固髓。我们说的年老，老在哪里？老在气血，老在精髓流失了。所以老年人保健，多吃点莲子、莲须、芡实、山药，可以涩精固髓。

悦颜补虚。美容堂就要用这味药。莲须可以提亮肤色，可以让皮肤润泽，是很好的润肤之品。

有个药方叫"金锁固精丸"，功能为固肾涩精，主治梦遗、滑精、尿频。几味补肾药物合用，把精华巩固在一起，像给身体加了一把金锁一样，由此得名。有的患者说，小便时精液随之流出，这时便可用金锁固精丸。

有一天，有个潮州的小伙子看我们在挖淮山药，想要过来跟我们一起挖。

我笑着跟他说，想留在这里也可以，关键看他喜不喜欢玩泥巴。

他一看我们从头到尾都没有动用锄头，和他

想的不一样。而他意想中的锻炼就是去健身房锻炼，或者去跑步。这玩泥巴也是一种锻炼？

我跟他讲，心里欢喜了，再劳筋骨，玩泥巴也会变成修炼的世人，不一定非要去健身房才可以锻炼。

所以强身不在外在的环境，而在怀抱什么样的心态。

只要有一个训练的心愿，身体就会得到完全改革、改变。没有的话，外界再好，都没有用。

石榴皮。石榴皮酸。石榴的皮也可以当药材用哦。

学了中药后会发现，我们吃的水果、蔬菜甚至果皮都能是药材。果皮能够把果实包裹住，说明它有收敛之性。

把果皮煅成灰，可以用来止血。我们以后可以研究一个果皮灰散。

大家还蒙了？什么叫果皮灰散？出血立刻抹上一点果皮灰散，瞬间就能结疤。

能禁精漏。石榴皮可以收敛，因此可以治疗

遗精、遗尿。

止痢涩肠。石榴皮酸，酸能固涩能收敛，故可止痢涩肠。很多人家里种有石榴树，石榴的叶子、果皮都很好。当小孩子拉肚子时，将石榴皮洗净吃下去，就可止泻。

我曾经碰到一位小学的同学，他家里人竟然知道这个石榴皮的用途，当时我还没学中医。

他大餐以后跟我去外面买花，半路上肚子痛，急性腹泻，很难止得住。刚好看见有棵石榴树，他就把涩涩的石榴皮嚼烂吃下去，很快就止住了腹泻。

可见石榴皮治疗急性泄泻见效很快。患者严重拉肚子，久痢肛门下脱时，可用补中益气汤加点石榴皮，立马见效。

染须尤妙。石榴皮可以使须发由白变黑。

以皮治皮，牛皮癣可以用石榴皮。酸还能够让虫安静、收敛，所以石榴皮还可以治虫积腹痛。下虫时，再加点苦味药。

将石榴皮捣烂以后冲服，不仅对治疗老人大

便肛门脱落有效，对妇人子宫脱垂也有很好的收敛效果。

连果皮都可以入药，天底下哪有废柴呢？甚至，有些果皮比骨肉还值钱，比如新会陈皮。

虽然你们是业余学中医，但到时候你们可能比专业学中医的还尊贵。

就像洪哥，他是学法律出身，最终学好了，可能博士、博士后、院长都要被他训。

所以要以技服人，以德起家。

我们再看。今天起雾，天气慢慢回暖。但前段日子天气凉凉的。

天寒地冻时我们用什么来保暖？吃姜吗？暖一阵子。晒太阳吗？不晒了又凉了。烤火吗？火一停，随之又不暖。穿毛衣，暂时小暖。

有人穿了四五件衣物，甚至穿了两层袜子，脚还是冰凉。为什么呢？

因为这些东西保暖都是暂时的。我觉得除了良言善语，没有一件东西能让人心里一辈子暖洋洋。

前几大我们去看台长，台长瘫痪了，从胸往

下全没有知觉，卧床已有五六年。

宏哥很奇怪，他说怎么台长的手脚还跟正常人一样，虽然没有感觉，但是肌肉没有萎缩。

一是台长妻子的长期护理之功，第二跟他积极的观念分不开。他瘫痪后下半身都没有感觉了，还可以乐观地活了那么多年。

台长讲了三句话，让我印象深刻。

第一句："我从来都没有想过，我不能站起来。"

他的这句话一下子就电到我了，我由衷地说："今天不是我们来帮你，是你帮了我们。"

别的患者得了癌症或是其他疾病时，是否也有志气说，他从来没想过他会不好？

敢这样说的人，往后的好日子都还长着呢。

第二句，台长说："怕什么？"

台长解释说，人不就只死一次嘛，没有什么好怕的。痛苦也就那么一次。

这样一下子他就过了这个生死关。看破、放下。

第三句更鼓舞人，可以暖一辈子。刚才我帮患者进行按摩，有些人承受不住疼痛，不愿意继续接受治疗。

台长的故事可以媲美古代的典故，可以流芳百世。所以我把它记下来，让它传唱下去。

这个我是要经常讲的。当时宏哥和神手帮台长按了将近一个小时，取得了一些成效，他的腰部和脚部竟然有了轻微的条件反射。

宏哥跟他说，不要紧张，不管什么样的感觉都是好感觉。

台长说，他当然知道了，他现在是千金买痛啊。

他告诉我们治疗费花了好几百万了，之前千按万按都不觉得痛。他现在就是用千金来买痛。

"谁可以给我痛，我立马给他千两黄金，哈哈……我十层楼房都可以送给他，千金买痛啊。"

所以你们现在有什么苦呢？只要别人针刺你，你会觉得痛，那就是很幸福的了。针刺却不知疼痛，那就是真苦了！

所以会痛苦的，还不叫痛苦。不会苦的，已经麻木了，没感觉了，那才是真苦啊。

还有什么比失去知觉更可怕呢？没什么可怕，

还会痛苦吗？台长之前的情况就是怎么搓他的腰和下肢，他都没感觉，大便都不能自理。要是换成常人早就倒下了。

这三句话足以温暖我一辈子。时常回想，即使再夜黑风高，或者风雪飘飞，我都不会觉得冷。

你们之前是不是认为，你们是去帮助台长的，没想到台长境界更高，反帮了你们？

不要总把别人当弱者。如果那样，可能你才是很可怜的弱者。所以，别让瘫痪的人笑话你。

下面讲中药，陈仓米。陈仓米，是入仓年久而色变的米。陈久的东西一般有个特点：性比较和顺。

像橘子皮，不能立马泡水，得让它留上一年半载，让它风干。那泡出来水特别顺气。

调和脾胃。刚泡的陈仓米很冲鼻子，能调和脾胃。有些胃不好的人喝茶要喝什么茶？老茶。

解渴除烦。大病以后身体虚弱的患者，不要买新米，要买老米。陈仓米比新米养胃。

有人说，哎呀，老米那营养价值没那么高，

色彩也没那么好看。实际上，那才是更养胃的。表面上没那么好看，但是它的功效好呀！它能解渴除烦。

能止泻痢。拉肚子严重的患者，用陈仓米加点黄连食用。为什么呢？疾病到了后期，都要用粥来养，要煮出粥油。

放化疗以后身体差的患者，要喝淮山药汤或者粥油滋润五脏六腑。

陈仓米煮出来的粥油滋阴的力量强过熟地黄。熟地黄吃了会腻，陈仓米粥吃了却不会腻。

身体差了怎么办？天天就熬米粥喝上一层的粥油，粥吃不完的话，还可以用来喂鸡。

以后我们知足堂建起来，可以天天熬很多米汤，大病重病的患者来了都可食用。

体内有寒的就给他加点姜，姜红糖吃下去再做按摩效果非同凡响。

今天就讲到这里，更多精彩在明天。

# 第80课 菜菔子、砂糖、饴糖、麻油

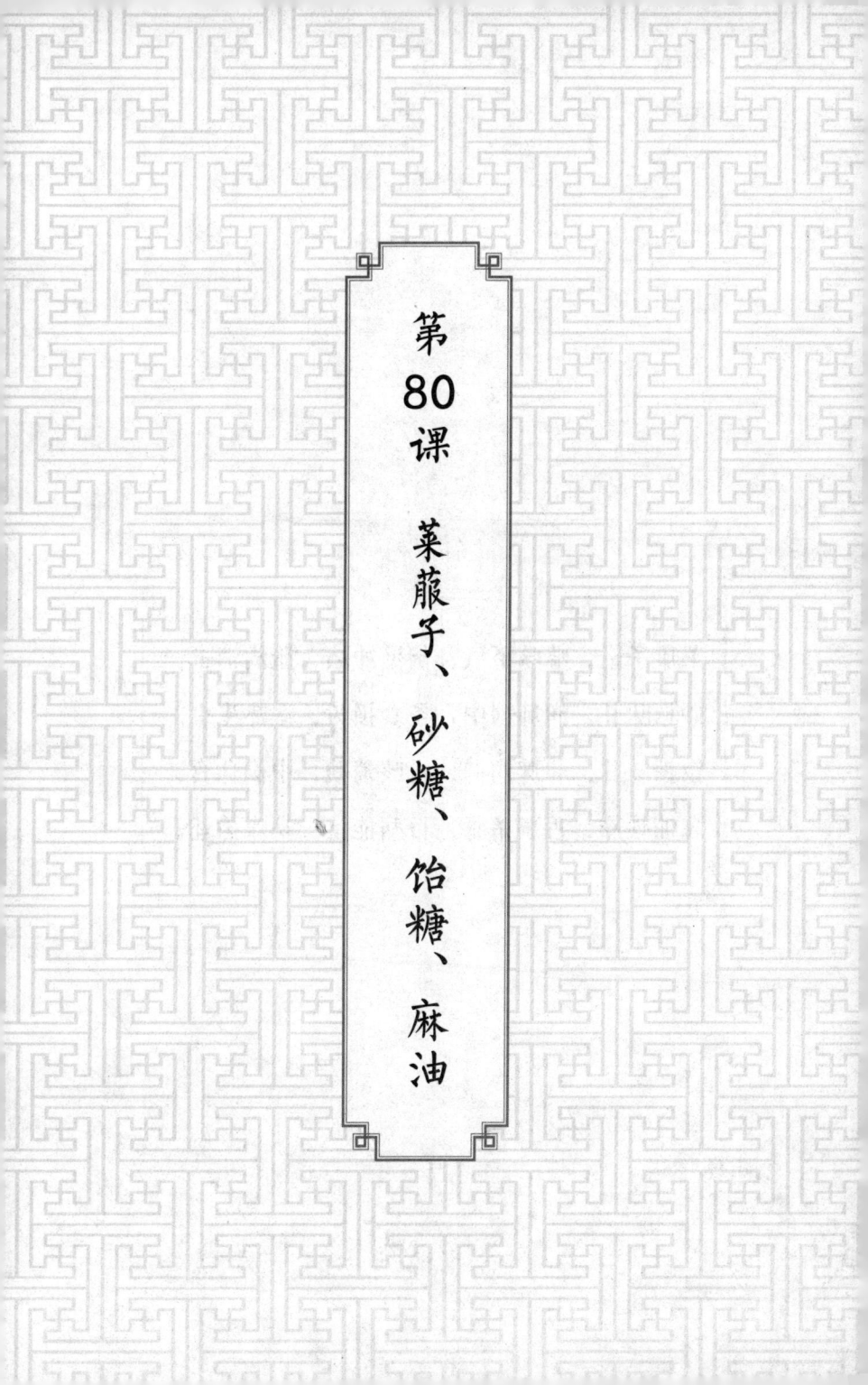

莱菔子辛，喘咳下气，倒壁冲墙，胀满消去。

砂糖味甘，润肺利中，多食损齿，湿热生虫。

饴糖味甘，和脾润肺，止咳消痰，中满休食。

麻油性冷，善解诸毒，百病能治，功难悉述。

**1月23日**

小雨

湖心亭公园

《药性歌括四百味》，今天看看哪四味？

你们认为人跟人区别在哪里？我觉得区别在"热情"。

我不看重聪明，但很看重热情。如果你来这里锻炼治病，或是你来这里学医，或是你来这里悟道，你如果没有热情通通都白搭。

什么叫热情？比如学这个招数时，洪涛会提起二十分精神，不只是十分。而且他每见到一个患者，就可以迅速上手，就因为他有热情。

有的患者过来看病，一路风风火火的，也有热情。凡是能打胜仗的军队，都有一个共同点，即"令行禁止"。

什么叫"令行"？就像将军号令士兵攻山一样，

即使是尖山峰这么陡峭的山，士兵们也会毫不犹豫进攻，绝不退缩。

"禁止"，可以理解为这个东西不能吃就坚决不吃，不能碰就绝对不碰，跟法律一样严格，这就是禁令。

我们下午去干活的时候，五经富当地的一个老师，活生生让我赶走了。

我跟他说："你在课堂上讲课，别人会竖你大拇指，但是你在农场里多言，就扰乱了大家练功夫。"

李连杰、吴京在武术学院里练功夫的时候，会边练边讲话边谈笑吗？当然不会，要不然功夫怎么练得成。

你们要记住，该练功的时候要比谁都认真，该讲话闲聊的时候就要比谁都放松。

在农场里头，讲什么都不重要，一锄头一铲子踏踏实实地干活，那才是最重要的。

是否有收获不重要，能把身体锻炼得强强壮壮的，才最重要。

我向来不看重这些外在的收获，我更看重内在精气神是否饱满。内在饱满了就成功了，内在不饱满即使拥有再多都是失败的，都是暂时的。

我们学医的，谁学到最后谁就最有出息。只要热情一直持续，心甘情愿地去学，即使吃千回苦万回难，你都会觉得很快乐。

但若没有热情，就一点点小障碍，你都会觉得很苦很累，骑牛骑马你都觉得累。

热情的话，即使做牛做马，你都觉得不累。

这段时间，可以看得出来大家都在进步。如洪涛，他每天按二三十个患者的脚，即使很累，他仍然会很快乐。

为什么呢？因为他有着治病救人的热情。五六年以后，他就可能成为小神手。哈哈哈哈……

你们如果没有热情，按爸爸妈妈的脚都觉得很累。

我们开始讲中药，首先讲莱菔子。

莱菔子辛。性平味辛，辛能散能行，所以莱菔子能够消食导滞。

喘咳下气。为什么很多老年人咳喘？肚子里东西消化不了就变痰，痰堵在胸肺，就引发了咳喘。

有个孝敬父母亲及老人的方子，叫"三子养亲汤"。

我曾碰到一位老爷子，他痰满壅堵胸肺，感觉很是憋闷。

应对四逆散加三子养亲汤，患者服用两剂胸中的痰就没了。

"三子"中，苏子降胸肺之气，莱菔子降肠胃之气，白芥子利气豁痰，主利胸膈痰。

三子养亲汤可以很好地下气，气降则浊痰随之而降，然后排出体外。

所以莱菔子是下气药。

我碰到大便不通的患者，表现为肚子胀满，常配伍炒莱菔子跟决明子来治疗。血压高的患者也可用，大便一通血压就降下来。

倒壁冲墙。这是比喻莱菔子降气的作用力很大，可以把肚子里的积滞冲散开来。

小孩子肚子有积，堵在肠胃里就像墙壁一样，硬硬的，胀满吃不下饭。可用保和丸化积消宿食，患者服用后可见有很多暗黑色的大便排出。

胀满消去。有些患者一次补药就胀，这时吃莱菔子，胀满就可除去。

光绪皇帝有一次不适，胀满不思食，浑身没劲。太医给他用了很多人参之类的补药，他还是不见好转。

结果一个草医用一小撮炒过的莱菔子研成粉，让皇帝吃下去，皇帝吃后就全身舒畅了。

于是皇帝就问草医给他吃的是什么药，为何比东北人参还厉害。草医回答是三两莱菔子。

皇帝为了感谢草医封了他一个官做。所以就有了一种说法，叫"三两莱菔子换个红顶子"。

虽然那只是一小撮莱菔子粉，但草医会用药，换得一个大官做，也是合理的。

古人还有单用莱菔子治病的医案。癫痫癫狂的患者，把生莱菔子吃下去，痰就会涌吐出来。痰在下会往下排，痰在上会直接吐出来。这是莱菔子的一个特点。

我们再接着来看。早上来了很多患者，我们用棍棒对他们敲敲打打按按揉揉，他们却觉得很舒服。

一位老奶奶说她觉得脚很厚重，迈不开步，我们在她的合谷穴一戳，她回家就高高兴兴担着肥水去浇菜。她说没有了那种重坠之感。

虽然自行车看似旧了，锈迹斑斑，但经过敲打，它又可以用了。

人也是一样，不保养也是不行的。我们就要想着修人就像修自行车一样，用按摩棒在经络穴位骨缝之间搓搓磨磨，敲敲打打。

这些穴位一旦通透开来了，人就精神了。

我们很多患者都如此，一做完按摩，人立马觉得很清醒，疲劳一扫而光。

接下来讲砂糖。白砂糖和红糖，都是药。

砂糖味甘。甘味药有个特点，甘甜益力生肌肉。

妇人生完孩子以后肚子痛，可以用砂糖加点生姜粉，或者姜汁冲服，血瘀痛就会化解掉。

砂糖可以补中，生姜可以祛痛。合用补中祛痛，对生完孩子后中虚疼痛的患者，也非常有效。

奶奶那一辈年轻时哪有多少好吃的？但是她们照样生五六个孩子。生完孩子过后用砂糖拌粥，再加点姜末，就是极好的。这个糖汁不亚于人参。

自古就有流传，说有钱人就吃参，没钱人就吃糖，一样有补。

润肺利中。砂糖可以滋润肺部，有利于滋养中焦。对中焦虚弱的患者有用，但不能多吃。

多食损齿。有人问我，要注意哪些不能吃。我跟他们说过犹不及，要记住，什么都别过度。糖吃适量它就是能量，吃过度，它就会损伤牙齿。

湿热生虫。因为甘甜入脾胃，过甘甜就伤脾胃，脾胃一伤就产生湿热，湿热时间长了，就会生虫。所以砂糖不宜多吃，小孩子脾胃弱更要少吃糖。

我们接着讲课。那天我们挖莲池，你们有没有发现，你们每挖一寸泥坑里就多容纳一寸的水，挖深一层就多容纳一层的水。

我当时就想，想要莲池容纳更多的水，就必须把它掏空挖深，想要五脏六腑精气饱满，比如下午习劳时，就要把身体的汗都排空，把那些浊气从头到脚都排掉。

我们想要学成别人的绝技，就要先清空自己，犹如一张白纸一样什么都不会，那样老师才能更好地进行教学。但如果你总说"这个我会，这个不是这样"，那就可能什么东西都学不到。

我还想到池塘深则储鱼多，呼吸深沉脏腑精力多。

浅水沟里能养出多多的大草鱼吗？养不出。三五十米深的水库，比如我们的龙颈水库，就有很多大鱼。

呼吸深沉就能吸入更多的氧气，排出更多的浊气，故脏腑的力量更强大。

在农场里干活，我没时间去讲话，我觉得干活比讲课更重要，我把干活当作是在练功场练功。

你们当中有些老人还不如新人，一不小心又开始闲聊、攀谈起来。

我们知足堂的堂口宣言是：贪名图利莫入此堂，高谈阔论请走他路。

为什么这样说呢？我们不怕从知足堂走出去的人少，只要做到走出去一个就是精兵，那就很不得了。比如洪涛厉害了，他就可能带出更多跟他一样的精兵。

当你们各方面都很精通，而且又很能干，就可以成为表率了。这样我带一个将兵，就相当于带一万个普通兵。

所以老师这里，不是练兵的地方而是练将的地方。练兵之道在于练将，这些理论兵书上都有，我很喜欢看兵书。

接下来讲饴糖。饴糖味甘。它是甘甜的。

和脾润肺。饴糖甘甜能够补中益气，还可以调和脾胃和肺。

甘能缓急，咳嗽适当吃点饴糖，咳嗽就止住，但不能多吃。急咳也适用。

当一个人因为焦虑失眠，喝糖水，或者泡一块饴糖来喝，可以缓解焦虑情绪。有些患者低血糖，会心脏不舒服，便随强烈的饥饿感，手也颤抖，显得紧张焦虑，到处摸摸找找。

这时患者化一块饴糖喝下去，他就能安静下来。因为甘能缓急。

干咳、少痰的、气弱声音低的患者，也可以用饴糖、蜂蜜融入温水服用，可以滋润肺部。

止咳消痰。饴糖可以止住咳嗽消掉浊痰，尤其是中气不足的患者可以食用饴糖。

中满休食。凡物有一利必有一弊，一个人有他的好处，一定也有他的阴影。

饴糖很好，甜滋滋的，吃了就感觉很幸福，但是中满的人不能食用。什么叫作中满？"中满"出自《素问·阴阳应象大论》，是指因饮食停滞所致的脘腹胀满。

甘草也是甜的，古籍上有记载："凡用纯寒纯热之药，必用甘草以缓其势，寒热相杂之药，为用甘草以和其性。""惟中满者勿加，恐其作胀；速下者勿入，恐其缓功，不可不知也。"

可见很多药物都可以配伍甘草，但是十八反中提到的一些药物是不可与甘草同用的。

甘草、饴糖等甘甜之品，中满者都要少食或

不食。患者中焦脾满没胃口，再吃过多甜食，可能就彻底绝食了。

饴糖治疗胃部冷痛，效果非常好。

以前我在学医的时候，有一位师弟经常肚子冷痛，他就上网买了一盒小建中颗粒。小建中汤由饴糖跟桂枝汤的几味药组成。

师弟没想到刚吃完了半盒，他半年多的肚子隐痛症状都没了。所以碰到这些肚子隐痛、冷痛的患者，可用小建中汤。

我们再来讲讲脏腑之气。

为什么很多患者面对困难或爬山等，就退缩了？不是他们不行，而是他们脏腑虚弱。一个人心脏强大，自动会产生很高的愿望。他敢挑战高峰，比如尖山峰。

那些喜爱登高的、探险的人们如果去检测，他们的心脏都不虚弱。因为心脏虚弱的话，他们根本就上不去高山。

心脏就像泵机一样，力量不够就泵不远。一个人如果心脏强大的话，他就可以有更高的志愿。

我们选人才就要选有长远志愿的，要看他心脉强不强。心脉不强的，不能用，后劲不足，败事有余。

还要选脾胃强的，脾胃强的人精力充沛，能吃苦耐劳。如果在农场锄两下就觉得手痛，丢一旁不干了，那他可能就是脾胃很差。

脾胃强的人，干啥都有劲，浑身有使不完的力气，愿做奉献的牛马。

牛有一个很了不起的品质——任劳任怨。一般情况下，脾胃很强的人才能任劳任怨。

脾胃很差的人，给他一个担子，他的肩膀立马就垮下来，撒手不干了。

一个人做事果断，风风火火的，那他一般肝胆也很好。肝胆不好的人，他就不可能很果断地下决定。所以一个人是否果断在于肝胆。优柔寡断的人，女性容易得乳腺增生，男性则表现为胸肋胀满、胃痛、肝气郁结。

如果一个人经常皱眉噘嘴，有悬针纹，脸上皱纹很多，可判断为肺不好。

因为肺主气，主皮毛。自行车胎如果有气的话，能看到皱纹吗？看不到的。气足则饱满，没气则皱巴巴。

一个人去学习或工作，老是皱眉噘嘴的，明显肺气不够，平时运动量少。

如果天天去跑步，运动量大肺气就饱满，脸上皮肤也变饱满，皱纹就减少了。

一个人做事有始有终的，肾一定好。如果开了一个虎头，但留了一个蛇尾，那他可能就是肾不行。

所以那些盲人摸骨，可以摸出一个人的事业好坏来。

摸出颈椎骨好，说明善于开好头；摸出胸好，说明中间状态不错；摸出脾胃好，说明做事情有头有尾。如果尾椎不行，腰也伤了的人，往往做事半途而废。

所以盲人摸骨是有一定道理的，这说明为人做事都离不开脏腑。

如果你的脏腑不好，但你想做出一番惊天大

事业，这不太可能实现。身体是革命的本钱。就像你的车子没油了，即使想得再好，你也跑不了太远。

接着讲麻油。麻油性冷，善解诸毒。麻油，为胡麻科植物脂麻的种子榨取的脂肪油。

我们推拿按摩或者治疗湿疮癣毒，调点麻油到药粉里，可以辅助解毒。

百病能治。这是夸张的说法。麻油是医治百病的调和药，也可以做外用药。

麻油内服可以润肠通便，外用能够解毒，祛除疥癣，湿疮痈肿。

小孩子大便不通，可以食用一点麻油。治疗痈疮肿毒时用麻油调和一些醋，内服外用都可以。

功难悉述。它的功能很多，很难一一讲出来。

今天就到这里，更多精彩在明天。

# 第81课 白果、胡桃、梨、榧子

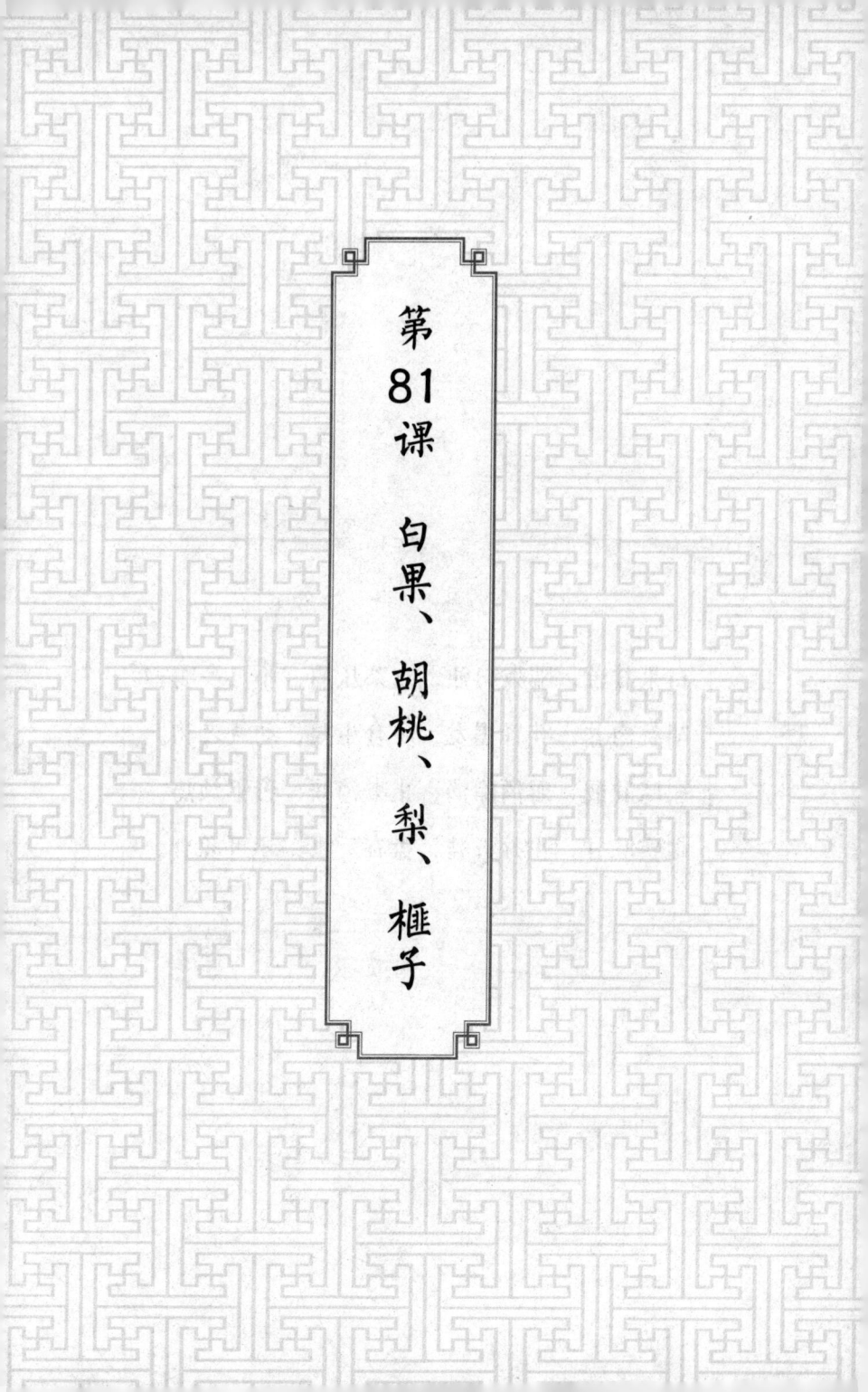

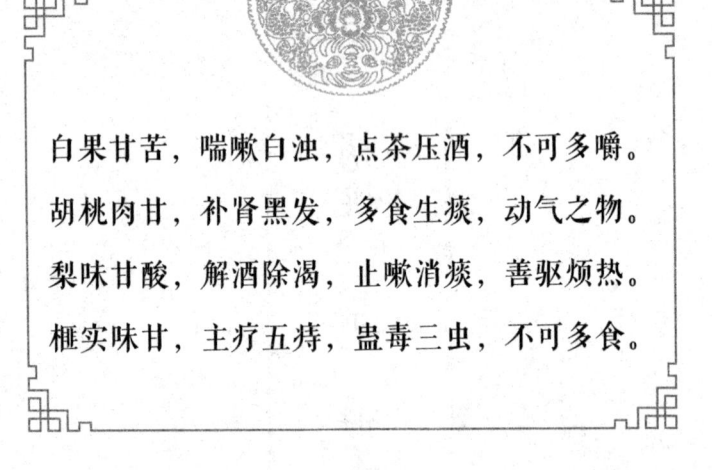

白果甘苦，喘嗽白浊，点茶压酒，不可多嚼。
胡桃肉甘，补肾黑发，多食生痰，动气之物。
梨味甘酸，解酒除渴，止嗽消痰，善驱烦热。
榧实味甘，主疗五痔，蛊毒三虫，不可多食。

**1月24日**

晴

湖心亭公园

《药性歌括四百味》，今天看看哪四味？

有一天我们去挖山姜，老人家的山姜种在山里，而且藏在杂草丛生的田地里。

还有从潮州、揭阳来的朋友一起去挖。我就想到，只要有好姜，百里外都会有人来挖。

又如淮山药，即使它在地里长到两米深，我们也会把它挖上来。

只要有才华，不怕运不发！换句话说，现在很多人拼命都想找平台，想发挥自己。我觉得不如先锻炼自己，成长自己。

像姜能够长得又壮又烈，又像淮山药长得又长又饱满，难道还怕没人发觉吗？

真才实学为世人所需，即使千里以外，也会

有人来请你。

昨天我们在农场,有老师过来一起干活。他上次就已经来过了,被我赶走了。为什么?因为他话太多。

因为我们曾门有三条规矩。

第一,多言必败。多言,你话多了做事情很容易失败。

第二,多疑必坏。在田里干活,想做这个事情究竟有没有意义,就是疑心病重,多疑必坏。

第三,多思必殆。犹豫不决,思虑过度。殆是什么?就是完了。想得太多事情就做不成了。

雷厉风行的人,一般不会思虑过度。

我们开始学习中药,先讲白果。白果甘苦。白果甘甜带有苦味,有小毒,有收涩之功用。

喘嗽白浊。白果治疗白带白浊效果很好。

前段日子有一位白带量多的妇人找到我,我告诉她不用抓药,先去买白果加点白糖煮来吃吃看。

患者白带量多,拖了十天半个月,结果白果煮水才喝了三次就好了。因为白果能够收涩。

还有一位老年患者,小便很浑浊。随着尿液,部分营养也流失。

这时就要固缩小便，巩固肾气。我建议患者用白果、莲子、芡实一起煮水食用，可以健脾收涩。

那老人家照做，回来告诉我说，他之前还有两三次夜尿，吃了后夜尿都没有了。

原来莲子、芡实、白果不只是可以巩固精华，还可以让夜尿减少。

点茶压酒。怎么理解这句？白果可以做成点心来服用，或是代茶饮。还可以压酒。压酒即把酒劲、酒性给压下去，是解酒的意思。所以喝酒以后酒气重，可以食用白果汤。

不可多嚼。白果有小毒，不可以吃太多。若真吃多了觉得不舒服，白果的壳煮水喝可以解毒。

所以万物生长，都是有阴有阳。

如果吃了荔枝上火，连果肉带荔枝壳一同嚼下，就解决了，这个很奇妙。

孩子最常见的病证就是食积。表现为不知饥饿、厌食、挑食。

挑食多是因为没有饥饿感。为什么不饿呢？小孩子运动量少或是脾胃弱消化慢。

饥者米饭香，饿时汤粥棒。真饥肠辘辘，那真是清粥淡饭也是香的。

最上等的厨师绝不是做出最好吃的，而是他能够保持自己空杯空腹状态，不乱吃，尝什么都是美味的。

饮食之道并不是拼命地做好吃的，而是让孩子肚子变饿，这是关键。

我们教大家学习学医也是如此，不是给你们满堂灌很多知识，而是让你们"求知若渴"。

如果能够做到求知若渴，像玄奘到西天取经一样，虽万死也要西行。因为他有这份求知若渴的愿望，皇帝也要出来为他迎接相送。

这就是求知若渴到登峰造极的时候，什么都可能办到。

我们求学是为了什么？我们要到湖南、湖北去参访，为什么这样做？求知若渴才会有这举动。

像洪涛、金宝、润雅会来我这里，没有求知若渴怎么会来呢？

但是渴也有程度之分，普通的渴动力就很小。如果是大饥渴，动力就很大。

接着讲胡桃。胡桃肉甘。胡桃即核桃，它是甘甜益力生肌肉的。

胡桃能够补益腰肾，治疗喘嗽，还可以润肠通便。凡仁类药物皆润，可以压榨出很多油脂来。

一次，我碰到一位老爷子，症见大便不通。老人大便不通不只是肠道缺乏润滑油，还可能是肾中津液少了。树老则干，人老则燥。

所以我建议老人吃核桃，每天嚼上三个，大便就很通畅。他之后回来说，比吃番泻叶还管用。

补肾黑发。核桃可以补肾，可以让须发变黑。

相传有一位官员，他垂老发白，牙齿松动，皮肤都是皱纹，身体很差。结果有一个行走江湖的人士，给他推荐了一款"青娥丸"。

这"青娥丸"由补骨脂、杜仲跟核桃三味药组成，官员吃了半载以后，他的那些同僚去探望他都吓了一跳，怎么变年轻了？

发白转黑，面皱变滑。可见补肾可以美容养颜。

多食生痰。食用高营养的东西要谨慎，不要过度，否则就会生痰。

我们问诊时，就要询问患者是否有痰，有的话，不要轻易用补药。

可以先用二陈汤把痰化掉,再给他进补。痰没化掉,进补了就等于补出更多的痰来了。

动气之物。核桃的营养很足,但是消化力不太好的人们,吃多了容易胀满。

像这些坚果,如核桃、花生等,肠胃动力强,可以多吃一点;肠胃动力不强,就少吃点。

我们再接着讲课。现在很多学生说,他已经很拼了,还是学不好。

我认为并不是他们不努力,而是他们五脏筋疲力尽,没体力。

没体力怎么拼?我们都知道军队兵强马壮才能制胜。一个人体能好,读书才读得好。干活都要体力,何况是用脑读书。

所以你们当中体质太差的人,暂时拿不起书本就先拿锄头,先把体魄练出来,再教你们别的东西才能学得快。

梨味甘酸。梨是甘甘甜甜的,带点酸味。梨儿腹内酸,酸能生津。

所以在很干燥的秋天要多吃梨。孩子咳嗽没

有痰，属干咳、燥咳。这时把几克川贝放梨肚子里，隔水炖了吃，如此吃两三次，孩子就不咳了。川贝雪梨羹，是燥咳的克星。

解酒除渴。梨为什么能解酒除渴？因为酒后人很容易烦热、口渴，酒为热毒，梨能清热生津滋润之。

对于高热以后口干口渴的患者，可食用梨汁、藕汁、芦根汁、马蹄汁、麦冬汁等清热生津之品，口渴就能很快得到缓解。

其中两三样拿来调匀喝下，余烧也能很快退去。余烧用这种滋阴的办法很管用。

止嗽消痰。咳嗽严重且有痰，吃梨也可以缓解，这里指的是热痰、燥痰。

善驱烦热。梨还擅长解除烦热。夜里烦渴难以入睡的人们，可以吃梨。

任何有形的病理产物如浊痰、瘀血，都是无形之气凝结日久而成。

所以我们去切患者足部，用按摩棒一捅，有些有条索，有些有板结，有些有气泡，有些有鱼卵样的沙沙样。

通过棍棒传递的触感，立马可以诊断病人脏腑哪些地方有粘连积滞。

但是要达到疏通的契机，除了用棍棒治疗外，还要教患者运动、锻炼。我觉得运动锻炼优于服药，甚至优于被别人按摩。

你能够自己把身体按好、练好，远胜过他人帮你按好。就像你自己创业发财，胜过别人给你钱。

可以理解为靠别人靠一时，靠自己才长久。这也是我们为何要发明创造。

我们可以开发一款产品，用中医思维去制造。你们谁擅长于机关工巧，可以跟我讲。我们可以讨论一下。

比如，我们可以开发一个足疗鞋。这一双鞋可以是治失眠的，还可以是治胃病的，还可以是治腰痛的，还可以是治鼻炎的。

治鼻炎的足疗鞋一穿上去，脚部的鼻子区就会受到强刺激，可以通鼻窍，越走鼻子就越通。

治胃病的足疗鞋就设计专门刺激胃部，只要每天穿一个小时，胃就得到按摩了。

我们只需要用木块钉在木板上，使治病的区

域凸出来，脚踩下去会感觉特别疼痛，当患者由痛踩到不痛了，身体里面的病痛也就变好了。

这个思路非常好，还可以依据不同的型号大小制作，放在鞋里。这个是超级专利哦，只有老师想得到。

现在不要钱给你们，你们谁会制作立马就可以做。我们竹林大把竹子，可劈竹为柴棒。

这个专利不得了，是真正的健康绿色环保行为，还可以节省大量好医药。虽然这种疼痛像是治病的酷刑，但是有的时候你不使用雷霆手段，就不显菩萨心肠。

这双鞋穿下去你会咬牙切齿，会痛得毛发都直竖起来，但是你一步一步慢慢走，身体里的五脏六腑都会被挪通，效果非常好。

我们还可以分为三种款式，一种治胸膈以上的上焦病，凸出点在前脚掌区域，可以把凸出点做得高一点，一踩下去，就痛得哇哇叫。

治胸膈以下的中焦病，凸出点在涌泉到肚腹的区域。

要治疗腰及以下的下焦病，凸出点就在脚后

半部分。所以我们鞋分为三款,这上中下的病,就都治了。

下面讲榧实。榧子、鹤虱均杀三虫,是驱蛔虫药。

以前小孩子有蛔虫怎么办呢?找到 10～20 粒榧子,嚼嚼吞下去,蛔虫就会被排出体外。

榧实味甘,主疗五痔。即各类痔疮,都可用榧子。痔疮药里可以加它。

蛊毒三虫。长虫、蛲虫、赤虫等各类的虫,榧子可以驱除。

不可多食。多食榧子,损伤正气。凡是驱虫药,多吃了都会让人气虚。

就像仗打多了,会国库空虚。驱虫药以及一些厉害的泻下药,患者服用后多会体虚。这时,可以用四君子汤,帮助恢复脾胃的生产能力。

今天就到这里,更多精彩在明天。

# 第82课 竹茹、竹叶、竹沥、菜菔根

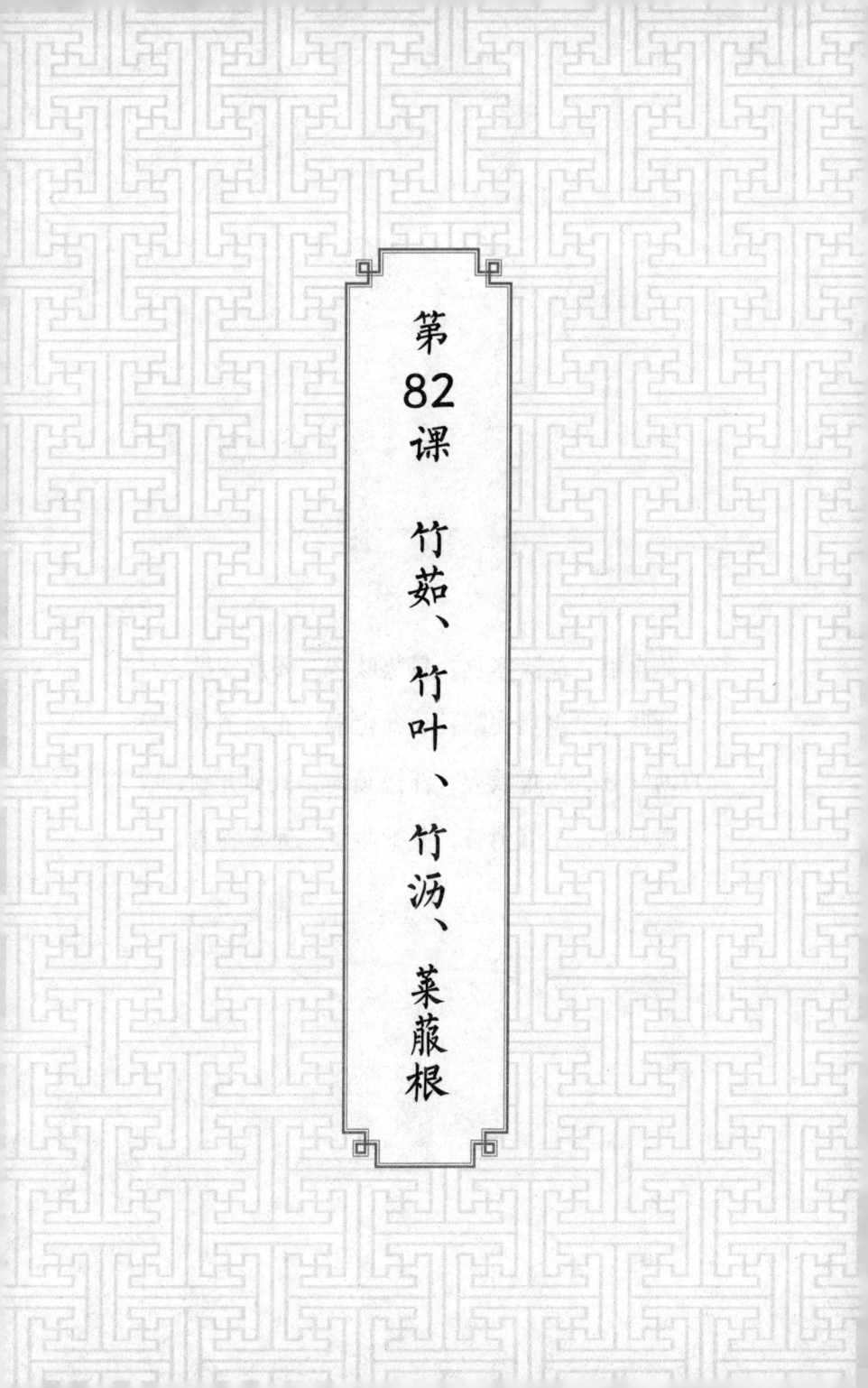

竹茹止呕，能除寒热，胃热咳哕，不寐安歇。
竹叶味甘，退热安眠，化痰定喘，止渴消烦。
竹沥味甘，阴虚痰火，汗热烦渴，效如开锁。
莱菔根甘，下气消谷，痰癖咳嗽，兼解面毒。

1月25日

晴

湖心亭公园

《药性歌括四百味》，今天看看哪四味？

我们曾门有个原则，三不共事原则。意思是说跟三种人绝不交往。哪三种人呢？有人说黄、赌、毒。

我说这太俗了，因为有些赌汉也很有义气，也很诚信。那到底是哪三种人呢？

第一，不与多疑人共事。多疑必败。

第二，不以多话人共事。多话必坏。像锅一样，盖子必须要盖紧，焖的饭才会熟，不停开盖煮出来的饭全是夹生的。

第三，不与好利人共事。好利者，见小利则大事不成。跟这样的人可以合作一时，但最后会分裂，为什么呢？做不成大事。

好利者，可能会取得一时的小赢，但是他不可能得到大的胜利。

昨天在农场里头特训，我严令禁止，用雷霆手段，赶走了好几个人。

因为什么？夫子讲，屡教不改是为贼也。反复地跟他讲，他都改不了，这就是贼，会害人的。

农场里头有肿瘤患者，有大病、重病患者，说话不仅吵到他们，他们还不能安心地特训。

所以润雅、金宝，你们如果想学成医技，就要多替患者考虑。心如果不替众生着想，是不可能学有所成的。那样只能学到很肤浅的东西。

即使你们平时严厉不起来，当你们真替大众着想的时候，也要对自己对别人都严格要求。

我们讲中药，先看竹茹。

竹茹止呕。竹茹治疗热呕的效果好，因为它是甘寒的。

能除寒热。竹茹乃和胃止呕良药。

曾经有一位喝酒的患者，呕吐得一塌糊涂，医生叮嘱他用竹茹50克煮水喝。患者将淡黄淡黄的竹茹水喝下去就不呕吐了，胃很舒服。

所以竹茹是止呕神药。姜又被称为止呕圣药。那究竟哪个更厉害？都厉害。

姜止寒呕，竹茹止热呕。

胃热咳哕。胃热咳嗽作呕，可用竹茹煮水喝。打嗝也可以用它，嗳气也可以用它。

有一种呕吐叫虚呕。为什么放化疗以后，患者总是反胃？放化疗会伤及脾胃。胃纳差，接受不了饮食，也没有力气往下运送食物。

这时可用橘皮竹茹汤，专治胃虚呕吐。方中的橘皮、竹茹，一个顺气，一个降气。

给你一颗螺丝钉，你要怎么把它打下去呢？只用一个往下锤的力，很难锤下去，必须边旋转边挤压。顺着螺丝钉使力它就下去了。

肠胃也是九转十八弯，气不顺时就要用橘皮帮助它行气。

竹茹和橘皮两者搭配使用，既顺气又降气，自然就止呕。

对于胃虚呕吐，竹茹加陈皮泡茶，效果很好。

因为放化疗伤正气，患者可能还会怕冷。像这种大病久病体虚的患者，可以还加点姜、枣、人参、甘草。这四味药专护脾胃，号称护胃四药。

张仲景的小柴胡汤、旋覆代赭汤、半夏泻心汤，都有这些护胃的药。

所以我把姜、枣、人参、甘草四味药称为护胃四药。

即使患者呕得一塌糊涂，伤了正气，由护胃四药和橘皮、竹茹组成的橘皮竹茹汤，也能帮助他修复脾胃，还能够纳食开胃。这个方子很好用。

有一位来自广西的放疗以后无法进食的患者，他将一剂橘皮竹茹汤吃下去，胃口就开了。

他感慨地说道，还是要中西结合啊，不然的话饭都吃不下。

不寐安歇。患者睡不着时，喝竹茹汤可以帮助安然入睡，这种不寐是属于痰热扰心所致。

脂肪肝患者，脾气大、身体差的患者，以及打呼噜很厉害、烦躁难安的患者，方用温胆汤。组方由二陈汤几味药加枳实、竹茹组成。

温胆汤治疗痰热扰心的失眠效果非常好，我们会经常用到。虽然方中没有用一味专治失眠的安神药，但却效果很好。

胃不和，则卧不安。胃一和，睡眠就好了。

我碰到过一位做宵夜的老板，他吃完宵夜，经常晚上睡不好觉，折腾到一两点钟都睡不好。

我跟他说，他这情况吃安神药也没有效，因为他的病机是胃气不降。我给予他四逆散加温胆汤治疗，患者服用两剂后，就能睡好觉了。

四逆散加温胆汤是治疗肥甘厚腻、痰热扰心失眠以及肥胖的良药。

如果碰到高热呕吐吃不下饭的患者，可用竹茹、芦根、白茅根这类既可以清热，又可以降逆止呕的药物治疗，很快可以退热。

我们接着再看。昨天、前天都有好心的阿姨给我们送自行车来，目的是为了丰富我们的知足堂。而且她们送的三辆自行车都是凤凰牌的。

中国人为什么很喜欢挂龙凤呈祥的饰品？龙代表什么？龙代表集万物的优点于一体。只有做到这样，才是真正的龙的传人。

洪涛很勇魄，我们就学他的勇魄精神。金宝笔坚持不辍，我们就学她的笔不辍的精神。润雅天天写日记，没有中断过，我们都要学她的写日记精神。

把别人的优点学为己用的人，就是龙的传人。

龙有鹿的角，鱼的鳞，蛇的身子，麒麟的爪，鹰的眼睛。集万物优势于一处的谓之龙。

那凤呢？我们这三辆凤凰牌自行车很有意义，将来可能就是古董。

为什么认为凤凰牌的自行车才是最好的？为什么凤凰卫视以凤凰为图标？你们绝对想不到它的含义。

凤的意义在哪里？不管是中国还是西方国家，都很崇拜凤的精神。凤凰有不死凤凰之称。

传说凤凰老了以后，将死之时在欲火里焚烧自己，最后以小凤凰的形象复活。

所以凤凰是不死鸟，它有一个重生精神。寓意是即使被打败被打趴下了，也能重新站起来，这就不算失败。凤凰永远不败。

女人要学凤。大意是女人不要伤心绝望，即使是处于再困再恶的境地，也要学凤凰的精神。

凤凰牌自行车，即使轮胎烂了，坐垫坏了，刹车断了，踏板出现障碍了，最后一修全部好了。

这也是凤凰精神的凤凰卫视台能做得那么好的原因。因为他们崇尚这种从跌倒处爬起的凤凰精神。

一个家庭里，男子要学龙，集百艺于一身；女子要学凤，做到不唉声叹气，不乱发脾气。因为这世界上，没有绝对的坏事。

你只要见过从十几米处摔下来，下半身都完全不能动，只能张大嘴巴依靠别人喂他吃饭，大便都控制不了，需要别人帮忙的人，你就知道你现在的遭遇，即使是痛苦的，那也是福气。

你若看过两条腿被火车斩断的人，还能仅仅凭两只手去爬山，还可以上讲台鼓励更多的人，你就知道你现在所受的挫折都是很漂浮的。

你若看到患海豹肢症的患者，他们没有手没

有脚，还可以去海边冲浪、学滑板，还可以上全世界的奖台去鼓励那些失意中人时，你就知道你现在所遭受的东西多么微不足道。

所以我们要学凤凰精神。

我们接着学中药，竹叶。竹叶又分叶子跟卷心。叶子它能够清火，卷心能够利尿退高热。

竹叶味甘，退热安眠。小孩子高热不退，哇哇啼哭，用竹叶心 7～11 根，煮成水加几块冰糖，即可退热。

孩子喝后明显不再烦躁不安。竹沥水清热退火，小便量也会增多。热随尿出，阳随阴降。

化痰定喘。患者心烦浮躁，痰热很重又带气喘时，可以用竹叶治疗。如含有竹叶的"清宫汤"。

有患者发热迷糊不清，辨证为热入心包。这时就可以在汤药中加竹叶心，因为竹叶心可以引药入心包，清除心包的热。

止咳消烦。有的患者发热以后会表现为干渴心烦，这时可用竹叶石膏汤。

我们前面讲了，石膏叫白虎，它可以泻一切

的热，就跟秋风一样厉害。即使夏天再热，到了秋天天气也会凉下来。

青龙是麻黄。朱雀玄武呢？你们想一想再告诉我。

竹叶、石膏为君药的竹叶石膏汤，治疗热病后期的气阴两伤，身热汗多，食欲不振等症状。

尿道炎、膀胱炎，小便黄热赤痛，甚至口舌生疮的患者，方用导赤散，由四味药组成：竹叶、木通、甘草、生地黄。

前面三味药都好理解，能清热利尿。为什么用生地黄呢？一是生地黄有滋阴降火的功效，二是使用利尿药时要配伍养阴的药物。

为什么呢？怕利尿伤阴。有些老年患者利尿太过导致伤阴，就更加口干舌燥，所以利尿时要滋阴。

我曾碰到一位很严重的口腔溃疡患者，我问他尿是否是黄的，他点头；我问他晚上是否睡不好觉，他也点头。我再看他的舌头，舌尖是红的。上中下三个诊断一确定，开方"导赤散"。他很纳闷,这就看完了？我点头。看病大约就花了十秒钟。

他拿着处方单一看,只有四味药:竹叶、木通、生地黄、甘草。

他有点怀疑,我跟他说,拿回去吃吧,吃了不见好就当作嘴苦,吃了好转了就是赚了。

结果第二天,他就带他妈妈过来看病。他说当天晚上吃了药就睡了个好觉,第二天起来口腔溃疡不痛了,尿也变清了。

导赤散治疗顽固口腔溃疡效果非常好。症状表现为三点：第一,舌头伸出来舌尖红红的；第二,心很烦,睡不好觉；第三,尿很黄。

这三个症状都有,治病就像瞄准靶心一样,用这四味药治疗就箭无虚发。

这叫作抓主症。有位老先生写了一本书,就叫《抓主症》,你们可以看。

我们再接着看。有位石印村的阿姨,她身体不太好,就向我诉苦。

我就说要多运动干活,她说她也运动干活,怎么身体还是不好？

我跟她解释，天天干活确实有利于身体健康，但不一定就身体好。哼着小调开心放松地干，不勉强自己，病痛会更少。

干活分三层境界。

第一，偶尔干一两次。比如他说他也干活。

第二，经常干。一个人经常干活，他的病痛会减少，但是不一定能把它甩掉。

第三，哼着小调开心放松地干，像爬山像唱曲那样，很有节奏感地干活。这样干活才是真正能治疾病的。

接着讲中药，竹沥。竹沥味甘。

竹子的一端火烤，另一端会流出水来，这样收集起来的水，就称作竹沥。

老年人中风，痰堵在喉咙里头话都讲不出来时，竹沥水喝上一瓶立马就开，堕痰如神。

竹沥水治疗痰热阻胸非常快速。

当碰到有些狂躁的患者，犯病时甚至拍桌子抓头发，这时赶紧去竹林里烧竹子收集流出来的津液，然后给他灌下去，他立马就不发疯了。

如果没有现成的竹子，去医院或者药店里买"鲜竹沥口服液"，给患者服用几支就见效。

不管是拍桌子，还是狂躁梦多，比如梦到火烧或跟人打架，患者喝上一两瓶竹沥水，第二天就能安睡了。所以阳亢的患者，用鲜竹沥治疗效果非常好。

阴虚痰火。痰火阻胸讲不出来话的患者，可用竹沥水。

脾胃虚寒的患者服用偏寒的竹沥水时，可以加点姜汁进去，两味药同用，起到阴阳调和的作用。

汗热烦渴。夏天炎热出汗多，心烦口渴，可用竹沥水。

有一位高热的患者，心烦口渴得夜里睡觉直接皮肤贴地，连竹席也不用，他说只有这样才舒服一点。

各随其所欲而治之。用三瓶鲜竹沥口服液一次性喝下去，患者即刻就可以睡在床上，第二天热也退了。

所以鲜竹沥性寒凉，是降火退烧药。

效如开锁。指用鲜竹沥治疗高热痰火,就好像拿钥匙开锁那么容易。古人写书真是很有味道。

碰到小孩子高热痰热的,还可以加点牛黄;对于高热到抽搐的患者,加点羚羊角粉效果更好。

犀角解乎心热,羚羊清乎肺肝。

小儿高热用少量犀角粉、羚羊角粉兑一点竹沥同服,退热如神。

在讲莱菔根前,我们再讲一下。川仔过来那天,我带他去找旅馆,走了一公里左右的路。

途中川仔说:"这么远啊,到没到啊?"

我跟他说:"在我印象中,只有老人才会说路远,年轻时没有远路。"

我们登尖峰山回来时也不说路很远。又不是走不回来,回不来那才叫路远。都能够回来,能够撑下去,哪有什么路远?

有的年轻人精伤体弱,走个三五百步就喊远。如果他经常锻炼身体,精气饱满,走几十公里都不会嫌路远。

所以在我眼中,有心就没有远路,没心寸步

难行。有心,世界可去。

现在讲莱菔根。什么叫莱菔根?莱菔子就是萝卜种子,莱菔根,就是萝卜。

莱菔根甘,下气消谷。为什么冬天要吃萝卜?冬天主封藏,我们的毛孔是比较关闭的。毛孔关闭可以抗寒,这是身体的自救反应,是很好的。

但是毛孔关闭身体太热了,就容易发炎、烦躁,所以冬天让毛孔关闭,吃萝卜肛门会打开。

萝卜又叫顺气菜,所以素有"萝卜上市,药铺关门"之说。冬天的萝卜一上市,药铺生意就会变得不太好。因为吃了萝卜会经常下气排气,肠胃就会很舒服。

我们再讲讲下气消谷的神药莱菔子。

有一位医生,他用莱菔子打成粉末装在胶囊里。当有三高的患者去他那里看病,他就给配这个胶囊治疗。很多患者吃下去,血脂就降了。

我问他这个是什么,怎么我闻起来有菜脯的味道。菜脯就是萝卜。

他说就是那东西,而且很好卖。

这个秘诀又让我学到了。你们也可以回去将莱菔子打成粉做成丸药。血脂高跟想减肥的患者,可以多吃。

萝卜吃多一点不会伤人,脾气不好的人吃了还可以老放屁。患者吃了萝卜后会大便量多,还开胃。

重要的一点是,要叮嘱患者:管住嘴,迈开腿。

只要能够做到不好吃懒动,再配合莱菔子粉治疗,脂肪肝、脂肪瘤、三高等,都会慢慢好转。

痰癖咳嗽。萝卜化痰,可治疗痰堵胸肋引起的咳嗽。我们碰到的小孩子咳嗽,就可以用它,我已经治了已有几百例。

小孩子咳嗽,伸出舌头来一看,舌头表面有一层腻腻的白苔。这是肠胃有积,因为肠胃开窍于口。方用保和丸。

吃了保和丸以后,再吃点萝卜,肠胃积食一消,患者就不咳嗽了。别的咳嗽药效果都没有这么好。

因为咳嗽药只是治咳嗽,但不一定对症。这里用保和丸,就可以治疗咳嗽的根。

就像镰刀，只能割草，但是锄头，可以锄根。

所以有些治法叫镰刀治法，有些治法叫锄头治法。即镰刀治法是治标的，锄头治法是治根的。

很多孩子咳嗽，可能是总爱吃零食，所以好不了。伸出舌头来一看，若是舌头腻腻的，服用几次同仁堂的保和丸，食积消了就不咳嗽了，还可增强抵抗力。

善解面毒。适当的面可以养人，但是食用过量，脾胃就不能正常工作，食物就滞塞在胃里。因为面的黏性大，比水稻更难消化。

但是，面食能量更大。所以脾胃弱的人先吃粥，等脾胃强了再吃面。爱吃面食的人，平时要多吃点萝卜，这样身体就会很好。

好！今天就到这里，更多精彩在明天。

# 第83课 灯草、艾叶、绿豆、川椒

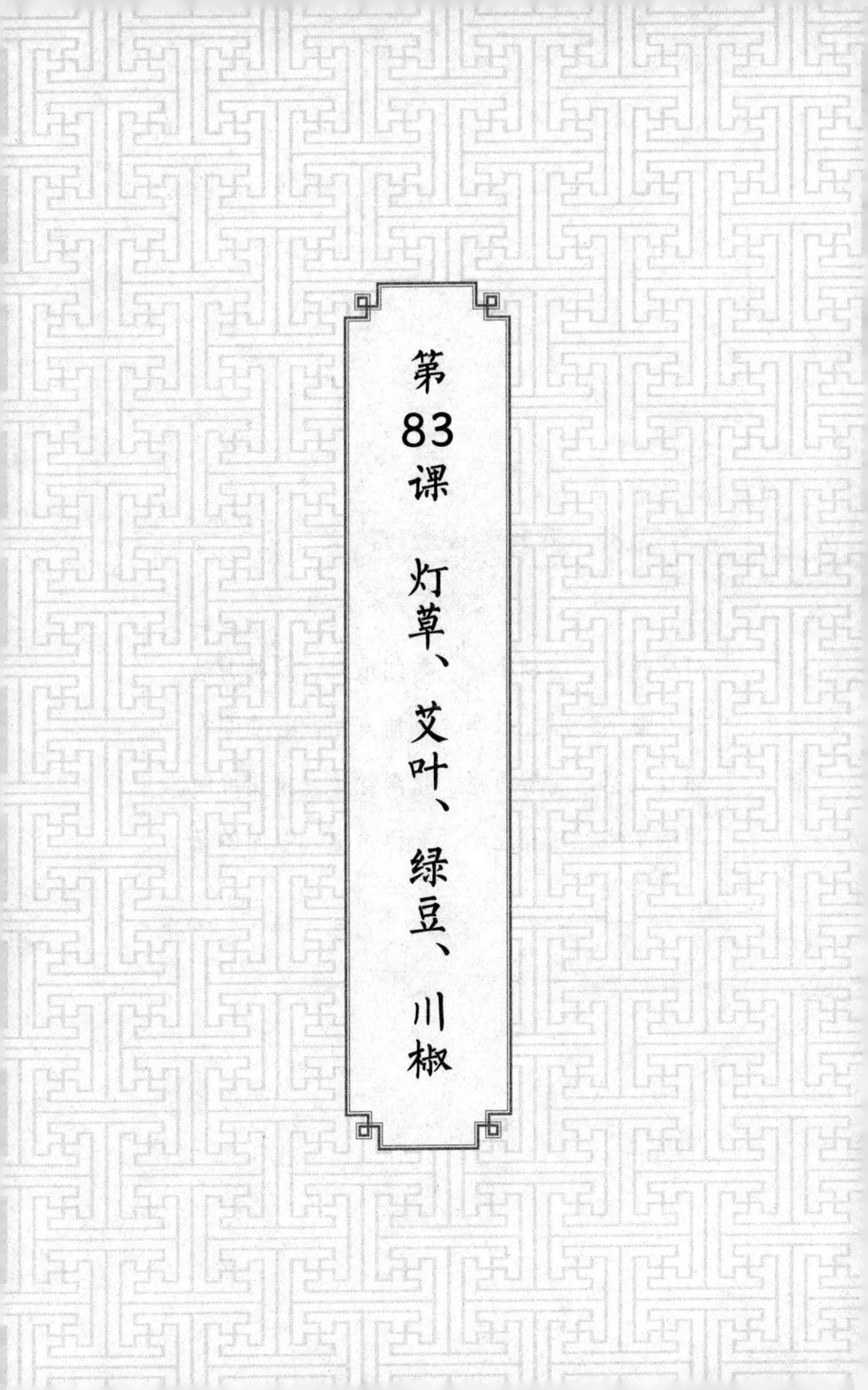

灯草味甘，能利小便，癃闭成淋，湿肿为最。
艾叶温平，温经散寒，漏血安胎，心痛即安。
绿豆气寒，能解百毒，止渴除烦，诸热可服。
川椒辛热，祛邪逐寒，明目杀虫，温而不猛。

1月26日

阴

湖心亭公园

《药性歌括四百味》，今天看看哪四味？

昨天我带你们下乡去游诊，我们离开美德村的时候，有30多个老人在村口等着，他们说是特意等我们。看来下次这个约还是要去赴的。

下乡义诊民信力非常大，呼声非常高。

我觉得一个人要学好任何一样东西，都要注意五点。所谓一勤天下无难事。

我们曾门讲，一个人不单要一勤，要五勤。哪五勤呢？

第一，眼勤。眼睛要勤于观察人，勤于读书，不要让它闲下来，这就是眼勤。

第二，耳勤。耳朵要善于去听闻。有的时候不需要老师多讲，你会听，那些道理都包含在里面。

我们勤于倾听,老百姓都有可能给我们传秘方。

第三,手勤。以做笔记举例。一个人再厉害,手不勤于做笔记,就像摘了很多玉米,但是却没有带口袋去装,结果可能一个都带不回去。这就是"所摘者重,所收者寡"。

为什么?因为我始终相信,大脑只有三分钟记忆。一堂课45分钟下来,你永远只记得最精彩的三分钟,其他的都忘了。

再过三天,恐怕连那三分钟记忆都没了。尤其是二三十岁以后,你们更要勤动笔。

笔若不勤人会痴呆衰老得更快。十指连心,好动笔的人,心灵手巧。

第四,身勤。整个身体要勤。拿昨天的事来说,我们游学回来后去农田里干活,有人就缺席了,说去不了了。这就是身体不勤。

我们游学又不是长征,有那么苦吗?没那么苦。几十公里而已,稍作休息我们还能继续干活。

我昨天种了三四行芋头,一行十多颗,又是松土又是挖洞。我这就叫身勤。不让身体懒下来。

第五,心勤。什么叫心勤呢?精诚所至,金

石为开!

取一个"诚"字可以解释。诚恳的人，他的心就会很勤劳，不诚恳的人他的心就会堕废。

一个问题你只要天天去琢磨，就会想通。像神手宏哥，他刚开始学医术时，上午在老师那里学，下午跟随师兄出诊。

学到第三天，就可以单独出诊，第七天就获得了赞誉，获得回报了。为什么呢？因为他天天在琢磨，一心干这一件事情。

昨天洪涛也讲道，复旦大学、南开大学刚开始就是几栋房屋，几经周折，几个创始人还是一条心，坚持不放弃,最后使学校变成世界知名大学。

凭什么？就凭这五勤。五勤当中，心排在最前头，缺勤了就一辈子浪浪荡荡很难有成效。

一勤天下无难事，五勤天下皆易事。

我们开始讲课，先讲灯草，即灯心草。你们知道为什么叫灯草吗？

以前的佛灯，中间有一条灯芯，白色的，很轻，就是灯心草。一般轻盈甘淡的药材，都善于通利小便，如玉米须。

有些人尿道炎、膀胱炎痛得不得了,用玉米须、车前子之类的药物一起熬汤喝,小便通了,就不痛了。玉米须利尿甚至都可能让小的结石排出体外。

灯草味甘,能利小便。灯心草能运行通利小便,使小便排得比较快。

癃闭成淋。患者尿道闭塞,小便时痛得像刀割一样,这时用灯心草、竹叶、王不留行、琥珀煮成水,一喝小便就通了。

我碰到一位用尿管导尿都导不出的患者,七八十岁的年纪,我见他气不足,于是我用几味利尿药再加补气的黄芪给他治疗。

患者喝完,小便通利了,再也不用尿管,很是高兴。他说,早知道这个方子,他就不去医院了。

我说,有钱难买早知道。你有再多的钱,也买不到早知道。

湿肿为最。身体有湿气,且浮肿的患者,可用灯心草利小便治疗。就像我们田地的水太多了,如果不挖沟渠,田地就会被泡得肿胀。挖了沟渠,田地里多余的水分就流走了。

所谓水利不兴,农业不稳。所以北方很多地方,一到冬天，大家把别的事情先放下，就拼命去挖水渠，等春天来了，各个地方都好种庄稼。

我们疲劳了消化系统工作就慢，所以要注意大小便的通畅，这样吃什么五脏六腑都补。不通畅的时候，吃什么都腻在那里，会伤及脏腑。

很多炎症、糜烂病证，都是营养堆积，排泄功能下降导致的。如果毒素排空了脏腑功能好了，这些炎症肿胀都会减轻。

比如我们碰到心烦气躁、口舌生疮、小便短赤的患者，三个主症一抓，就可用竹叶、木通、生甘草、生地黄组成的导赤散。

这里也可以把木通换成灯心草，效果也很好。

好，我们再接着看。你们知道为什么老师能够写一部又一部书，而且让很多学医者水平提上去吗？

这个不是自夸，因为我遵循一个字"舍"。

以前所有学习学得好的人物，都有舍生忘死的精神，为法忘躯的精神。

比如唐三藏去西天取经，他虽没有武夫的体力，但是他却可以做武夫、武将都做不到的事情。

所以文官可以做很多武将都做不到的事，因为他们有毅力、敢舍。

一个敢舍的人，就绝对不是普通人，我称他们为非凡人。那我建立这个克癌堂，我又敢舍什么？

第一条，我要帮一百位癌症患者康复，包吃、包住、包玩。哈哈……

第二条，我还要请克癌堂的堂主带队出去玩，他带出去一位患者就给他一万块。

你们要知道，这一万块用得值，因为它或许能买回患者的一条命来。

我如果不敢舍，就没有这类的举动，没有这类的举动，就不可能成为人皆敬仰的医生，也不会有民信力。

我常说，只要敢直面死亡，天底下就没有难事。

不敢死，这也怕，那也怕，看到山高就不想上去，也不敢上去。这样，就不可能成为生命的主人。

昨天，我对你们说，在山里迷路了不要怕。迷路了入住村民家也可以，一路走回来也可以。

只要有勇气,就有可能走回来的。难道走几十里路会比红军长征更难吗?

想想万里长征,是不是啥事都不难了?你们走回来最晚凌晨一两点,下山虽难但之后就全是大马路。哈哈……

如果有什么盗窃之类的事情遇到,那就把全部东西给他。

癌症患者也是一样,只要精神意志力全部提起来,只为战胜癌症,就什么东西都可以放下。

所以这舍不是普通人能做到的,但是医生只要能做到这一点,即使是刚学医,境界就可以媲美老医生啦。

再接着讲中药。艾叶温平。艾叶性温较平和,可以温经散寒。

庵背村有一位老阿婆,她脚痛得洗碗都很辛苦,她儿媳妇总说她懒,实际上是她脚痛得厉害。她说如果她脚不痛,她啥事都可以做。

她找到我说了这事,我就建议她用艾叶熬浓汤来泡脚熏脚,等她脚上臭汗出来以后,再熏手,臭汗再出来,患者就轻松了,从此洗碗比谁都灵活。

所以艾叶是温经散寒的妙品，经络骨头被寒湿蒙蔽以后会屈伸不利，这时就用它。

我们行医学医的，经常久坐帮患者看病，有时候就脚麻麻的，京城四大名医之一的施今墨就是如此。

施老每天要看很多患者，一坐下去就走不了了，所以久而久之腿脚不利，他说："我虽然天天给患者开方，但我不喜欢喝药。"

于是他就用了艾叶、川椒放在一起煮成汤泡脚，每泡一次病痛就减轻一点，十天半个月后，脚就没事了，没有了之前的酸麻之感。

所以有句老话讲，老年人要长寿就饭后百步走，再睡前一盆汤。这盆汤你即使没放艾叶川椒，只用热水泡脚都管用，放了艾叶等效果更好。

饭后百步走，消化就好；睡前一盆汤，腰肾就好，睡觉就好。

一个人消化好，睡觉好，他会得大病吗？不可能得大病。

想要保健的人们，或者大病、重病的患者，都要饭后百步走，只做到睡前一盆汤是不够的。

体质弱的患者，就走慢一点，一步一步迈，像电影里的慢镜头一样去走。

漏血安胎。艾叶能治疗崩漏下血。代表方"胶艾汤"。

我曾经碰到一位贫血的妇人，崩漏很厉害。她已经缺血了还流血，月经量非常大。

我用胶艾汤，即阿胶、艾叶加上四物汤给她治疗，患者服用后崩漏就止住了。

还有一例痛经的患者，疼痛剧烈，因为患者以前吃了很多冷饮，后来她凡是吃凉的，肚腹摸上去就是凉凉的。正常人肚腹摸上去是温暖的，她的却是凉的。

我就用温经汤给她治疗。温经汤可以温暖月经，宫寒、宫冷、子宫痹痛的患者，服用温经汤可以温暖通行。

心痛即安。患者心腹痛，用艾叶可以缓解。当碰到胃痛、心腹痛的患者，皆可用艾叶。

如果是男性患者，用艾叶加乌药；如果是女性患者，用艾叶加香附。两组药都既能行气又能止痛。

有个药方叫"艾附暖宫丸",专治疗妇人宫冷不育。长期吃雪糕喝凉饮会导致宫冷,十七八岁的女孩吃过多冰冷的食物,会子宫发育不良。

因为热胀冷缩,冷是反生长的。十七八岁的女孩子正是子宫发育的时候,这时子宫要不断变大,变得像梨一样大小。

如果突然间吃凉的东西,寒冷让它缩小、萎缩,最后可能导致子宫畸形。

我曾经碰到一位子宫严重畸形的患者,怀不上孩子。

我建议患者服用艾附暖宫丸加研成粉的紫河车,患者治疗三个月以后,顺利怀上了孩子,而且正常顺产。

老话讲:"冰冻断人种,烧烤毁人容。"

烧烤吃多了,容貌是很容易老的。用火一烤,很多营养的东西都烤焦了。

冰冻的东西吃多了,怀孕的概率会下降。据报道,我国的生育率一直在下降。为什么呢?

从冷热方面来看,冰箱空调确实对身体不好。像北极那样凉冷的地方,物种繁衍就很慢,赤道很热的地方，物种就很多。

我们人类也要多晒太阳，这样身体细胞繁衍速度就会很快，而且很有力量。

我们再看。小孩子跑跑跳跳，都不知道疲惫，坐下来一会儿又蹦起来了。

为什么？因为他们喜欢。但他们一坐在课堂上就犯困要睡觉了。所以做喜欢的事情，人是不会累的。

所以你们来这里学习，我首先会问喜不喜欢中医。只要喜欢就能成才，我就有办法教你们。

你不喜欢的话，就像牛不喝水强按头，教再多都是没用的。

但是牛不喝水还是有办法的，让它吃点盐，它就会喝水了。

所以我们学习必须要适当吃一些苦，吃过了苦之后，你们就知道医术是真好，能解决痛苦。

很多年轻人几经周折，吃尽了苦头以后才幡然醒悟，才要去学东西，但是也不晚。所谓"悔不嫌迟，学不厌早"。

意思是说后悔永远都不会太迟，即使你是从

娘胎里头开始学习都不会太早。最好的情况是祖上就开始认真学习了。

过去有一种说法，叫"学习三代人"。意思是说三代人都不间断地学习，家中就会出圣贤人物。所以我说从娘胎里学习还嫌慢了呢，最好是能从爷爷那一辈就开始认真学习。那就是书香门第。

所以学习永远都不算早，也不怕晚。这也叫功在少年，悔不嫌迟。

接着讲绿豆，绿豆气寒。绿豆是寒凉的。

能解百毒。比如说身体热毒很重的患者，或是熬夜看电视、电脑以后眼睛疼痛的人们，用绿豆煮浓汤，煮时最好不加其他任何东西。患者连喝三次，眼睛赤热肿痛就消下来。

有位电焊工人经常焊电，经常眼睛痛。我建议他用一些草药，一吃就好。他问我假如不去抓药，有没有更方便一点的方法。

我告诉他用绿豆熬汤即可。焊电光伤眼、伤肝，肝其色为绿。

一年之间什么色彩是排在最先？先有绿叶，后面才有红花。所以先有春天，再有夏天。夏天是赤色的，春天是绿色的。

所以一个人，他只要常亲近绿色，在家里种种花、种种菜，锄锄地，爬爬山，就可以抗衰老，可以缓解病痛。

因为他亲近的是生机，万物富有生机。绿豆可以解百毒，因为它有生机。

绿豆可以解药毒。比如说患者吃热药如附子中毒了，嘴唇都肿起来了，甚至流鼻血，这时把绿豆跟黑豆一起煮汤，患者喝下去就解了毒性。

如果患者是中暑了心烦口渴，或者爬山过后，什么东西都吃不下，都可以喝绿豆汤。

患者喝下去，一会儿毒也解了，胃口也开了，觉也好睡了。所以绿豆非常好。

止渴除烦，诸热可服。各种热都可以服用绿豆。

有一个食疗方，叫"三豆饮"，可以清热除烦。小孩子发热但无其他严重症状时，就煮点绿豆、赤小豆、黑豆汤来喝。

黑豆能清肾的热，赤小豆能清心肺的热，绿豆能清肝胆的热。三豆合用，清三焦的热。

有一个三岁的孩子发热不退，孩子爸爸翻医

书翻到三豆饮可以清热退热,于是就煮给孩子吃,孩子热果然退了。后来连续两三年内,孩子就发热了两三次,都是用这个方法治好的。

孩子爸爸兴奋地跟我讲:"曾老师,传你一个秘方,三豆饮可以退热!"并跟我说虽不是他家传的,但是他实践出来的,而且是他看书看来的,效果很好。

小孩子丹毒或者皮肤长疮很严重的患者,可以用大黄研成粉末加点薄荷、绿豆粉,再用蜂蜜调成膏敷患处。

这膏敷下去皮肤就凉凉的,反复使用几天,疮痛就能下去。这是个治小儿丹毒的秘方。

如果是普通的疮肿,绿豆粉加蜂蜜调成膏体,一敷上去,很快就会消肿。

三豆饮还有一个奇效,可用于痘疮。对于脸上爱长痘痘的患者,如果痘痘很难消,就可以喝三豆饮。喝一段时间三豆饮,并增加运动排汗,痘痘很快就消掉。

我们昨天回来不是又挖了四五行芋头地吗?有人就问道,我们这样挖不累吗?

我说:"当你喜欢的时候,你就不知疲倦了。"所以很多时候,不是活儿重,而是你不喜欢,是你没体会到它的乐趣。如果是做喜欢的事,就乐此不疲。

所以碰到什么疑难杂症我都不怕,我最怕人生没有乐趣。没有乐趣的人生,谁都救不了。

但是一旦找到兴奋、快乐的东西,什么都不会怕。所以天下癌症有千种万种,但是我只有一种方法来治它,就是快乐开心地旅游。

我将来还要设一个旅游堂,还要专门找一个比较会吃会玩的人,做旅游堂的堂主。

就让他带五经富的十个景点。有钱的游客,就带到黄满寨那边去游玩,花个两三百就可以买高兴。

没钱的普通游客,就到龙山、水库等不花钱的地方游玩。我们大概可以开发出二十个旅游景点,让患者们天天游玩得好像见到了人间天堂。

为什么要旅游?你们知道拍《开心鬼》的导演是谁吗?你们可以查出来,叫高志森。他的爱人之前得了很重的癌症,医生都摇头了。

他女儿知道后打电话来，他说不可以跟她妈妈讲任何消极、负面的东西，要女儿说服她妈妈去世界环游旅行。

旅行刚开始时，患者吃不下东西，后来越旅行越能吃东西了，最后慢慢康复。患者后来到医院检查，结果显示很乐观。

所以最好的医院有时并不是高高的建筑，而是大自然天地各处景点。

最好的游玩方式，不仅要保证内心能放下周围的一切，还要我们在游玩游乐间，做一些有意义的事。

比如我们看到村民需要帮助，就尽量帮助。善结人缘就是顺手功德。

如果在游玩途中，你们还能够趁机学成推拿按摩之术、足底反射疗法等，那就更厉害了。

我觉得，一位医生把癌症患者变为健康不是最高明的，他要能把癌症、重症的患者变成医生，那才是真高明。

宏哥的师父柳先生写的那本《手到病除术》后面的案例，我经常反复看，我觉得很有味道。

书中附的那些信都是变成医生的患者写给他的。而且柳先生不是把一位患者变成了医生,而是把患者连带患者家属都变成了医生。其中一位患者开反射疗法医馆,既帮助了其他患者,又增加了自己的收入。

这可谓是一条龙服务包成才,哪怕掉到地狱了,也要保送到天堂。

这个在未来我也会去做。这条路线虽然会很长,但是只要有心了,我觉得它比万里长征要容易些。

未来我们克癌堂和旅行堂的故事也可能出现在教材里,就像伟大领袖毛主席的诗和长征的故事,只要是积极向上,都是可以作为教材的。

我们的目的是提高人的精神意志力。患者该做检查的,该服药的,该放疗化疗的,都要坚持下去。但是,该快乐也要快乐。

要快乐就要好好地去玩去快乐,要治疗就要认认真真去对待。

接着讲川椒。川椒辛热。

我们昨天吃水豆腐,豆腐里面放了点川椒,

我们吃完立马就暖和。山水豆腐是滋阴的，川椒暖阳，两者一起就是绝配。

这个就是我们的养生菜。到时候我们就在山脚下弄一个石磨，自己去磨山水豆腐，再弄一个养生粥，那就行了。

凭最简单的方法把最疑难复杂的问题搞定，这叫大道至简，符合易经。

驱邪逐寒。川椒可以去掉邪气，把寒气赶跑。

老年人先老在哪里？老在脚。竹从叶上枯，人从脚下老。足底反射疗法很好，一做完，脚底就发热，全身气血就通。足底反射疗法是冠心病的克星。为什么？

这种治法可以防止阳气萎缩，促进阳气生成。足底寒的患者做完足疗，再用川椒煮水泡脚，效果更好。

一位老阿婆做完足疗，她就觉得两条腿比以前轻松不少，不似之前走路拖泥带水那样沉重。

明目杀虫。乌梅丸杀虫很厉害，它里面就有川椒这味药。

虫怕三种味道：一种是很辣的，虫子一碰到

辣的，就赶紧往肛门下面跑；一种是苦的，虫碰到苦的，就赶紧跑；一种是酸的，虫一尝到酸味就不敢动了。如果小孩子很躁动，就可以给他多吃一点酸的。孩子天天吃酸梅，可能酸到他都不敢动。

对于浮躁的孩子，就不要再给他吃川椒，再吃川椒他可能就会跟家人拍板吵架。

可以给他做一些糖醋萝卜或者酸甜的食物，比如番茄炒鸡蛋，做得酸一些，鸡蛋少放，番茄多放，然后再放一些醋。

但是如果孩子本就比较怯懦又不爱动，就别给他这样吃，否则他就更静了，更不爱动了。

怯懦的孩子就给他吃点辛热食品，像川椒炖豆腐，孩子吃下去，就胆大起来了。

当你有中医的思维，做出来的菜都不一样。

在以前，这就是皇太子级别的待遇。用中医思维调理，是御膳房厨师必须具备的。

以前最厉害的中医，他就在御膳房里头，伊尹写的《汤液经》里的桂枝汤就是给皇帝吃的。御厨做出来的桂枝汤，张仲景学习并传承下来。

温而不猛。川椒是温暖的，但是又不会很猛烈伤人。它可以暖脾胃暖中，所以肚腹冷痛得很厉害的患者，川椒跟糖一起煮成水，喝下去肚子冷痛就好。

拉肚子拉得像水一样拦不住，像河流决堤一样时，用川椒跟苍术两味药泡水，患者一喝下去，腹泻就止住了。

还有很多好东西，我们下节课再跟大家精彩分享。

# 第84课 胡椒、石蜜、马齿苋、葱白

胡椒味辛，心腹冷痛，下气温中，跌仆堪用。
石蜜甘平，入药炼熟，益气补中，润燥解毒。
马齿苋寒，青盲白翳，利便杀虫，癥痫咸治。
葱白辛温，发表出汗，伤寒头痛，肿痛皆散。

**1月27日**

晴

湖心亭公园

《药性歌括四百味》，今天看看哪四味？

如今我们"知足堂"跟"医方堂"开业了。下面要讲的不是打击你们，而是鼓励你们！

以前，我的师兄们去外面坐诊，刚开始是无人问津，于是他们在没有患者的时候就看书，有患者就看病，这样一点时间也没有浪费掉，所以大家进步很大。

刚开始有些病治不好，都不要怕，即使百战不利，也不能丧失志气。这是我们曾公的家训！也是曾氏家训。

假如你打一百次仗，你都没打胜，甚至都失败了，也不要气馁。要记住，我们做的事可以失败，但志气不能够失败。

像那些大发明家、大科学家,他们甚至做了两千次实验,次次都失败,但是他做第二千零一次实验,他可能就成功了。

不怕你千次失败,就怕你一次站不起来。

真正具有堂主精神的人,是可以坦然面对一切的。

开始讲中药,胡椒。

胡椒味辛。胡椒是辛温的,辛香定痛去寒湿。胡椒能够祛除身体里的寒气跟湿气。

心腹冷痛。现在好多孩子吃冰淇淋、凉饮,吃过量了就痛得直揩肚子,甚至胃冷缩、胃下垂。

凡是物品,都遵循一个热胀冷缩的原理。所以夏天水位会上涨,冬天水位会下降,也是热胀冷缩的原理。

人的胃吃过多凉饮后,就会收缩,甚至肠道打结,腹痛难忍。这时我们当地人就会食用"胡椒猪肚汤",即用猪肚放点胡椒一起炖。普通的胃疼,如口中泛清水的,吃两三次这个汤就好。有些患者不吃肉,可以用胡椒打成粉,拌在粥里或者拌在菜里吃，每天吃一两次。

慢慢地胃就变得暖洋洋了，疼痛就消解了。

当然患者如果不想吃胡椒，我们也有办法，可以用麝香等风湿膏或者风湿贴辅助治疗。将研碎了的胡椒粉放在风湿帖上面，贴到肚脐或者贴到胃周围。

间隔三两天贴一次，贴个三五次以后，胃部冷痛感或是胀气都会有所改善。

我曾经碰到一例胃胀很严重的患者，他说他药都不敢吃，吃药都胀气。

我对他说，既然这样，我开一个外用的方子。在麝香风湿膏上面洒些胡椒粉，再点几滴活络油，将膏药贴在肚脐上。

患者第一天使用就放了很多屁，肚子也不胀了，之后每天都贴一贴。

一个星期之后，患者胃胀气不再犯了。所以胃气冷痛胀就用胡椒。

下气温中。胡椒可以暖中焦脾胃。

孩子吃不下饭，肚子摸上去凉凉的，可用丁

桂儿脐贴，里面有丁香、肉桂、胡椒之类的药物。将膏药贴在肚脐下，肠胃运动加快，就消化好了，孩子就可以吃得下饭。

如果孩子拉肚子，大便水样，也可以在丁桂儿脐贴上洒些胡椒进去，再贴到肚脐下面去，起下气温中的作用。

中焦一温暖，大便就成型，中焦不温暖，就容易腹泻。

孩子到外面去旅游，或是坐车着凉了，或是吹了空调受凉腹泻，就可用这个办法，非常管用。

因为脾主大腹，小孩子皮肤很嫩，会很快吸收这些药物，既避免了吃药，贴上一贴肚子还暖洋洋的很舒服。

跌仆堪用。跌打损伤等一些老伤可以用它。

老伤，即年轻时挑担或者扛物品拉伤筋骨，或者肌肉拉伤等，胡椒粉配伍三七就可以很好地治疗。

因为只用三七活血化瘀可能还不够，这时放点暖胃祛寒的胡椒粉效果更好。三七可以让血管纵向变得通畅，胡椒能让血管横向变得通畅。

即胡椒让血管变大，三七让血管变通。两药合在一起打成粉，每次服用少量，对老年人非常适合。

因为老年人吃多了三七容易泄气，但如果加点胡椒进去就不泄了，因为胡椒能暖胃温中。

这一招是非常厉害的，胡椒内服有祛风健胃之功。

现代研究认为，挥发油可以使皮肤血管扩张，产生温热感。所以手脚冰凉怕冷的患者可食胡椒粉。

我曾碰到一位咳嗽很严重的患者，病因是后背在空调底下吹风着凉了。

患者寒咳久不愈，经常半夜咳嗽咳得醒过来，睡觉差导致身体更不好。

我听后跟患者说，治法很简单，早上起来用一碗粥，不论是小米粥还是大米粥，加半勺胡椒粉，搅匀后慢慢地喝下去，再吃其他的青菜等食物。

结果患者吃了不但咳嗽好了，以前大便不成形的症状也好了。所以寒咳，不一定治肺，有时候需要治心胃，心火足了，寒气就会散。

胃健运了土能生金，肺就会好。所以胡椒能暖心胃。

胡椒还有一个很厉害的功效，用法是从道家传承而来。有些癫痫患者疾病一发作起来，就会表现为四肢抽搐，口吐白沫，两眼上翻，倒地人事不知。

这时把胡椒劈成两半，用胶布把一半贴在大椎穴，把另外一半贴在陶道穴。

陶道是任督二脉运行气血时最狭窄的地方，胡椒贴上去穴位会变大，这样上供给大脑的氧气跟血液会充足，气血一足患者就不会抽搐了。癫痫就是气血不足引起大脑缺氧，然后大脑发生异常放电，出现各种症状。

上面提到的胡椒治法叫敷贴疗法。以后我们还要建一个"敷贴堂"，不管什么样的患者过来，我们都有办法帮他敷贴，减轻病痛。

曾经有一位失眠很严重的患者，我就建议他采取敷贴疗法。一张风湿膏加上蒜泥、胡椒一起敷在涌泉穴。

因为他是一位失眠又手脚冰凉的患者。患者说他贴完膏药，九点多就睡着了，一直睡到第二天七点。他说他从来没有睡过这么长时间，这么好的觉。患者睡好了之后浑身是劲。

对于失眠又手脚冰凉的患者，胡椒、蒜泥捣烂以后放在风湿膏里贴脚底，男左女右。这个是非常好的敷贴疗法。

敷贴疗法很厉害，而且能够使患者产生信心。所以我下一步就要建这个敷贴堂。

未来我们把堂口开设在五经富各个村落，敷贴堂就设在见龙尾，针堂就设在珍仔围。金宝她来做这个计划比较好。我们还可以再聘请相关又有善心的堂主去坐诊。还有艾堂，艾堂要有大爱的人才可以去做。

我们进入下一个话题。每个人都有缺点。瓜无滚圆，人无十全，想要找到完全圆的瓜，像球那样的，不太可能。

人也没有十全，所以，既然没有十全，就要努力地去修炼。

昨天，我在我的车篮里竟然没看到我的包，不知道让金宝放到哪里去了，这是健忘。佛语讲八种业障深重之一，转头即忘。

我昨天还发现，洪涛和金宝在聊天。

传统文化里真正有家教的古人讲究"夜不出户"。这也是曾门家训。

曾公为什么能做到古今以文将封侯第一人？他的家训有十二条，每天都要做到。其中第十二条，便是夜不出户。

洪涛解释说他们在讨论怎么应付这些困难，但我觉得这些都是多余的。

人像蚕茧一样，在它破壳的那一瞬间，只有自己帮自己，跟别人谈是没有意义的。

哪有两个蚕茧坐在一个茧里头？我们必须在突破困境之前，自己和自己交流，任何别的交流都比不上自悟。

我认为一个人的能力没开发出来之前，最好不要依靠任何东西，靠自己去做好一件事才能体现一个人的能力。

像我们爬山，如果随意借助绳子、滑梯，或者担架，来回一次自身的素质提升不了多少。

但是我们全凭两手双脚，自己一步一步攀爬上去，就有可能成为一代宗主。

所以这点上，洪涛对自己的要求不高，才会做出这种举动，如果要求高一点的话，晚上就一门心思读书，任何交流都免去。

拿出科学家的精神，像蚕茧，把自己养肥以后做一个茧，再修养，最后咬破茧，它的翅膀就变得很有力量。而不是叫别人帮忙剪破茧，这样它即使出来了也会很臃肿很肥，飞都飞不起来。

我们再接着讲中药，石蜜。蜂蜜以前又叫石蜜，为什么？因为蜜蜂没有人工做的窝，它们在石头缝里搭建蜂窝。

蜜蜂搭窝很特别，我曾听养蜂老人讲，蜂窝的窝口很小，但里面的空间很大。

蜂窝沿石壁搭建，有些石缝里面空间大，外面就刚好剩下一个口，它们很喜欢钻进。它们还很讲究，蜂窝是要朝东南方向的，能晒太阳。

所以有能力的养蜂老人，冬天就可以到山上收养很多蜂。他就选择在东南方向阳光很充足的地方，人工造一个石洞，外面留一个小缝。

不久后蜜蜂就会来这里搭建蜂窝，这样里面就有石蜜可以采来吃。

石蜜甘平。蜜很甜，性平和，老少皆宜。蜜蜂的蜂窝，有很深的含义。

蜂窝口小，代表我们要慎言。蜂窝里面的空间很大，就像花果山、桃花源一样，里面别有洞天。蜂窝里的蜂蜜就像我们肚子里的才华跟文墨。

所以，我们要有肚量，才能更有才华。

入药炼熟。蜂蜜炼熟以后入药，能补气健脾胃。

脾胃虚弱的，要用炼熟的蜂蜜。严重的肠燥津枯发热患者，以及大便干结的老年人，可以服用生的蜂蜜水。

或者将蜂蜜做成蜂蜜栓塞，即蜂蜜煮过后把它做成栓剂，塞入肛门，滑肠通便效果会非常好。

益气补中。蜜可以补中益气。有些孩子体虚力弱，要用黄芪跟甘草补脾气，所用的就是蜜炙的炙黄芪、炙甘草。

我们在爬山之前，将炙黄芪、炙甘草按照6∶1的剂量来煎水服用，爬山就会觉得好像有力量从脚底涌出。

那样即使是去爬阿叔提的粤东第一高峰，即便一千多级的台阶，我们也不怕。登上去后，再喝些黄芪甘草茶，我们可能还会想再爬一次。

黄芪甘草茶补气增力气，这在古籍上有记载。但是要上等的冬蜜配上甘肃的黄芪、甘草才有这等效果。上品的甘草，甘甜益力肌肉。

如果长期吃这个茶，瘦人都会变得强壮，甚至变得丰满。

润燥解毒。蜂蜜还可以润燥解毒。

如果被蜜蜂蜇了，赶紧弄点蜂蜜涂下去，毒性就解掉了。但是前提是要先把那蜂针给挤出来。

如果被开水烫了，上等的蜂蜜抹下去，患处好后不会留瘢痕。对于肌表烂疮总是好不了的病证，治疗时加蜂蜜可以解毒保护疮面，让皮肤不受感染。

对各种溃疡疾病，如慢性溃疡、肝炎等，患者平时早上喝点蜂蜜，再去运动锻炼，脏腑的排毒功能会增强。

曾经有一位肝炎的患者，脸呈黑色，问我怎么办。我问他大便怎么样，他说大便很干，很难排出。

我让他买上等冬天的蜂蜜，每天早上喝一勺，然后再出去跳绳运动。患者服用一个星期以后，整个黑色的脸都转为淡红色。

他邻居都奇怪，问他最近是否有喜事才脸色这么好看。

他就说是喝了医生讲的蜂蜜水。但是需要强调的是，喝完蜂蜜水之后，一定要去跳绳，运动以后体内的脏东西才会排出体外。

我们再接着来讲。你们知道为什么很多老人脾气很大很怪吗？那是因为很多老人体内有痰，痰湿作怪，脾气就会很大。

所以一个人的修养，跟体质有关。一个人身体好，你讲什么他都有可能点头答应。但是一个人肝气郁结心情不好的时候，什么都别谈了。

我成功地治疗好几位古怪老人，让他们都变得拥有一个好心态，用的就是治痰的方法。

珍仔围有一位每天都要吵三五次，火爆脾气的患者。他就像鞭炮一样一点就爆，两三句不合就闹。

我一摸他脉象，悬硬有力，痰湿上攻心脑，开方四逆散加温胆汤，达到化痰的目的。患者吃完药说，大便排出很多黏糊糊的东西。

后来他的邻居跟我讲，老爷子自从吃我的药以后，见到人都会开口笑了。

可见很多时候人体现出来的修养不好，并非他自己真的没文化，而是他身体里有痰湿，这时不能去责怪他。把他体内的痰湿一化，他就清爽平和了。

一个人癫痫发狂，能说他没文化吗？很多有文化的人也会发狂，但是把他的痰一化掉，他就不再吓人了。这就是痰湿作怪。

所以人的修养跟体质要同时练，一方面学文化，使大脑控制能力加强，变得有修养；一方面调理身体，使身体痰浊脏垢排干净，这样坏脾气就没有了。

有一分坏脾气，身体里就有一分痰浊。这句话只有在老师这里听得到。

我们再讲中药，马齿苋。马齿苋你们知道是什么吗？就是客家人说的老鼠耳。

马齿苋是寒凉的，寒能清火。

我治疗过一位肛门溃烂的肛瘘患者，他发热到将近40℃了。医院告诉他需要做手术，他怕做手术，而且觉得很难堪。

我跟他说，现在怕做手术，将来就不要老吃那些煎炸烧烤食品了。肥甘厚腻的东西吃多了，肛门里就容易长疮痈。

我让患者将马齿苋捣烂每次用拳头大小的量，塞入肛门。大概一个小时，觉得热了就拿出来，再换一团塞进去。如此反复，一天换药八到十次。

患者照做，第二天热就退了，七八天后肛瘘就好了。他说本来要花几千块钱的，现在不花钱也治好了。

所以我认为一个人能把病治好，不高明，但是能够不怎么花钱，又把病治好的，才算高明！

民间中医的简、验、便、廉，全体现在这草药上，我们将来的《草药堂》也要这样厉害。

患者有疮痈肿毒就给敷马齿苋。在疮痈处将捣烂的马齿苋敷上去，疮痈就会慢慢变平。这样患者既不用吃很苦的药，还不用打针或者开刀。

青盲白翳。有一位阿叔，他从网上知道了马齿苋，我碰到他时他篮子里正好放了一篮，他就问我要不要种，我说我田里有很多。

他问我知不知道马齿苋有多好，我真不要他可就拿回去了。他还跟我说，他以前眼睛视物模糊，经常热热的，但自从把马齿苋当野菜吃以后，眼睛能看清东西了，连视力都变好了。

他很兴奋地说："你说马齿苋是不是有恢复视力的作用？"

我故意打击他说试试拿给胃寒的老年人吃，看有没有效。答案当然是没效。我告诉他，药是好药，但不能乱吃。

如果是肝胆热的患者，或者经常电焊的工人，眼睛常常很炽热，就可以多食马齿苋。或者经常熬夜对着电脑，眼睛很痛的，看东西都模糊的人们，也可以吃马齿苋。

把马齿苋拿来凉拌吃，加点醋或蒜酱也行，吃后眼睛会越吃越亮，越吃越好。因为肝热就会消耗人体津液，眼睛就会变干。

马齿苋可以泻肝火，这样眼睛就会变得很滋润。

利便杀虫。马齿苋可以通利肠里的积垢，还可以杀灭细菌虫害。

每逢过年，医院的消化内科就很热闹。好多人因为经不住美食的诱惑，就会吃很多。我总结为，好吃背后，福中含祸。

水果、核桃、杏仁、冰淇淋等统统都有，包括反季节的西瓜，鱿鱼及其他的海鲜。大家吃太多太杂，就容易拉肚子。

前年有一位患者拉肚子很厉害，去医院打了三次针也没太大效果，我就让他赶紧去山脚下拔马齿苋。

但是过年的时候马齿苋比较少，患者奶奶很辛苦才拔来些，我叮嘱患者加凤尾草一起煮水，患者只吃了一次就好了。

腹泻时肛门热痛的急症，将马齿苋跟凤尾草同服，一次就见效。把汤煮得够浓，又治病又好喝。两味药搭配使用，能把肠道里脏东西一次性就清理干净。

癥痛咸治。意思是患者身体里长了癥瘕包块跟痛结，马齿苋都可以治。

无论是颈部、乳房、肚腹、大腿、臀部还是别的地方，只要是长疮，马齿苋都能治疗。前提是疮摸上去得是热的。

把马齿苋捣烂了敷在患处，单用一味药就见效。也可以加一点麝香，或者蜂蜜，这样马齿苋解毒之功更厉害。

没有的话就单用马齿苋，捣得越烂越好，敷在患处，那些疮每天就会平一点，轻则三五天，重则十天，患者的疮面就能跟正常皮肤一样。外用马齿苋对新长的疮效果较好。

如果是严重的久热的疮,或是已有一年半载的疮,就要搭配内服药治疗。刚长的疮具有暴发性,属热火,久病属虚寒。疮很久不见好,那肯定是体虚。

像口腔溃疡、爆痘疮这类突发疾病,刚开始都属实火,外用清热药就很快消退。

刚才跟大家讲了一个案例,患者想要润肠通便,除了喝润肠药,还要去跳绳,为什么?因为一跳绳,脏腑血液里的脏东西都会往下掉。八段锦里有个动作,叫背后七颠百病消。

就像在洗衣机里洗衣服,除了要加洗衣粉进去,还要通电转动,才能把衣服洗干净。人也如此。

不论是打太极或者练别的练功,或者锄地习劳,或者爬山,身体都会不断地扭转,再吃上些蜂蜜,脏腑里头的经络脏垢就会往外排。

未来医学的新方向或许就是练医跟药医相结合,再配合针医、徒手医,还有艾医。

所有的医疗方法结合在一起就可以治大病,单靠一方面可能就见效甚微。

就像现在保卫家园,必须要海陆空一起配合,只有步兵或只有骑兵,现在都是不行的。在以前,步兵、骑兵都很厉害,但现在还要加上海军空军。

同理,我们治病也要各种有疗效的疗法共同配合。

我们治疗疑难杂症,就要把所有疗法叠加在一起。克癌堂带领患者爬山,知足堂给患者按脚,敷贴堂给患者点按敷贴穴位,艾灸堂给患者艾灸熏蒸,针堂帮助患者止痛,这样效果会很快。

紧接着汤药堂给患者洗涤五脏六腑,练医堂教患者打拳练武,把气魄给练出来。这几个治法同时加在一起,威力就会很大。

这是我从龙的传人身上悟出来的。

我们再讲中药,葱白。

葱白辛温。葱白辛温,辛香定痛去寒湿。

葱白可以做调料,也可以做菜吃。面条里为什么加点葱下去很好?面条是黏腻的,葱是中空的,中空善通表里气。吃面容易阻胃,面条里加点葱花,就不容易阻胃,还增加了色香味。

为什么有人说他吃鸡蛋都暖胃?我们吃鸡蛋

的时候，洒点葱花一起炒，吃了胃就暖暖的。

有人爱吃大饼，但吃了就胃不舒服，就可以加点葱花。越吃越想吃，因为葱是中空的，饼是坚实的，两者搭配就使阴阳得到了调和。

以前我们只知道厨师就是那样搭配的，现在知道了这个原理，才知道，原来做饭，也不简单。

人们外感风寒，毛孔闭塞怕冷，身体发热，可用葱豉汤，用葱白、豆豉；还可用生姜、淡豆豉煮水或者生姜跟葱白一起煮水。

患者一碗汤喝下去，出一身汗，感冒立马就好了。感冒初起就发汗解表最快速。患者什么感冒药都不用吃，进厨房里头熬一碗汤出来，一喝就好了。

以前有一个小伙子，他上大学了还不知道药片是什么味道，他的室友就很好奇，难道他从小到大都不生病？

他说他也生病，但是每次生病他奶奶或者他妈妈就从厨房里端出一碗黑乎乎的东西给他吃，有时很酸，有时很辣，有时还很甜，他喝下去，再睡一觉出点汗，病就好了。

原来他爸妈跟姥姥、爷爷，都是中医爱好者，都懂一些中医疗法。其在皮者，汗而发之。邪气入了皮肤，出点汗就好了。这个辛辛辣辣的葱白就是解表的。

发表出汗，伤寒头痛。着凉了头痛得厉害的患者，可用葱白跟粥一起煮来吃，头痛就好了。葱白、红糖最后下锅。

因为头痛也是属于热胀冷缩，热了经脉就通，冷了经脉就收缩。

所以天气变冷头痛加重，或者紧张的时候都可以做红糖葱白粥吃，不用吃苦药而且口感很好，人就放松愉悦。

肿痛皆散。各类肿痛疾病，葱白可以帮助消散，这个功效是可以救急、救命的。

有一位老爷子，他十天大便不通，憋得脸都发黑，不管吃什么润肠通便的药物，大便都通不了，怎么办呢？

有一位乡村老医，让患者把几斤葱捣烂切碎

后放在锅里炒，然后趁着温热将炒过的葱敷到肚脐上，但注意不要烫伤皮肤，然后再加一个热水袋保持温度。

大概半小时以后，葱和热水袋老爷子都来不及掀，就直奔洗手间，很快大便就下来了，一次就排空了。

患者排便后，整个脸色就好看了，也有了喝粥的愿望，之前连水都喝不下。

所以下面通畅，上面才能进食。这一招对于老年人和前列腺炎患者也很妙。

患者小便出不来，尿道就一点一点堵住了，就要去导尿了。

葱炒热了敷肚脐，既通小便又通大便，因为葱是通中发汗所需。葱管葱管，就是可以通尿管，通膀胱管，通经络管的。炒热的葱温敷过后，人体毛孔就会打开，血管也会变大。小便不通的患者使用这个，尿液很快就出来了。

还有一位慢性前列腺炎患者，尿频、尿急，最后尿闭了，痛得哇哇叫，导了几次尿效果不好。

他后来碰到了一位厉害的中医，医生让他温水送服既能通利小便，又能活血化瘀的琥珀，再外用捣烂的葱白敷肚脐，加个热水袋。

结果一暖热，患者小便就下来了，而且很大量，是之前量的两到三倍。坚持用这个方法治疗一段时间后，患者的尿闭彻底痊愈了。这一招你们要学到。

今天就到这里，更多精彩在明天！

# 第85课 胡荽、韭、大蒜、食盐

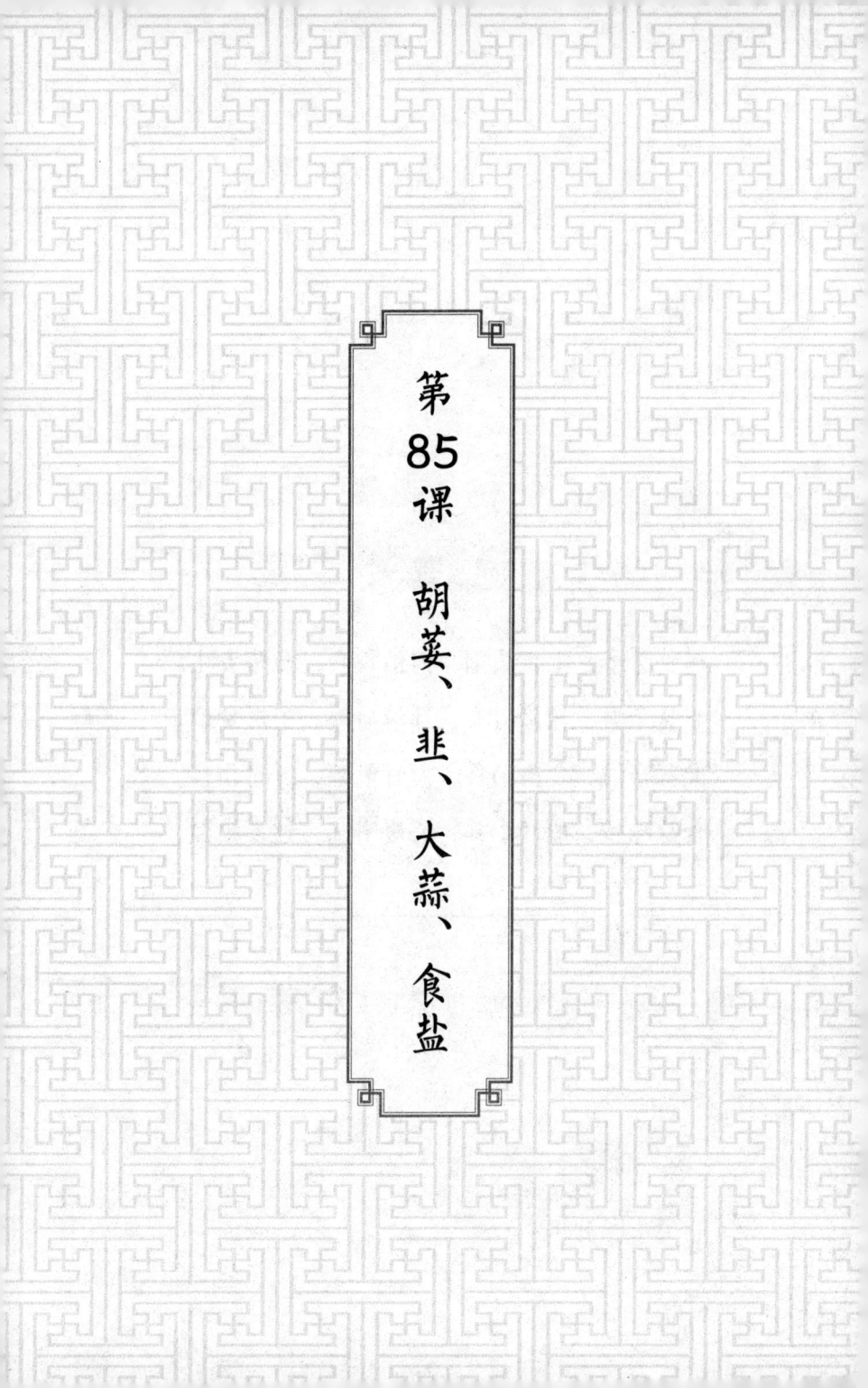

胡荽味辛，上止头痛，内消谷食，痘疹发生。
韭味辛温，祛除胃寒，汁清血瘀，子医梦泄。
大蒜辛温，化肉消谷，解毒散痈，多用伤目。
食盐味咸，能吐中痰，心腹卒痛，过多损颜。

1月28日

晴

湖心亭公园

《药性歌括四百味》，今天看看哪四味？

以前有个学生问我："老师，怎么改坏习惯？"

我说不是要改坏习惯，而是要养成好习惯。养成好习惯，就没有坏习惯。早睡早起，没病惹你。铁不炼不成钢，人不练不健康。

每天早起加强运动锻炼，养成好习惯了，坏习惯就像老鼠见猫一样，不见了。

我们年初去种淮山药之前，整片地全部都是茅草根，盘根错节，挖都挖不干净。

但我们开垦后把淮山药种上去，待淮山药长得浓密了，地下面的茅草根就慢慢萎缩，就化作了肥料。

种上庄稼没杂草，养成好习惯就不会有恶习。

我们开始讲中药，先讲胡荽，它又叫元荽，就是我们常吃的香菜。

胡荽味辛。香菜是味辛的，辛香能解表，能定痛。

小孩子感冒初期，鼻塞，用香菜煮成汤，记住不要煮太久，香菜煮太久了，就失去解表发汗的功效。

水一滚就把香菜放下去，盖一焖立马就熄火，焖上三分钟即可。一打开就香气大出，趁着这股香气喝下去，先前的酸痛头痛就没有了。

上次有一位老阿婆带她的孩子来看病，说孩子浑身酸痛，我问她家里种有香菜吗，她说有啊。

我告诉她把香菜连根拔起，用上三五棵，然后把它拍碎切烂，水一滚就下锅一盖，熄火焖三分钟就好。

让孩子喝半碗香菜汤下去，再去床上用被子捂着，直到满头大汗，注意不能再着凉。孩子再下床时，身体就不酸痛了。

善治病者解其表！还可以说表解一身轻，肠

通一身劲。当你没力的时候,可能是肠道不够通畅。当你浑身觉得困重的时候,有可能是出汗少了。

我们按摩时曾遇到一位鼻炎头痛的患者,我们一按她鼻子就通了,接着又按了几天,她说即使这段日子天气转冷,她的头痛病也没犯。

因为发汗解表,头就不痛了。

上止头痛。香菜辛味向上,可以止风寒头痛。

有一个在超市做收银工作的女孩子,经常吹空调,颈僵头痛,问我怎么办。

我说有三样东西全找来,很快她的头就不痛了。

她说怎么可能,她吃止痛片都没这么快。

我让她试试看。止痛片可以止住痛,但是它未必能够发汗解表。

将生姜、大枣、香菜切碎煮汤,香菜最后下锅,保证它的香气。患者连喝三次真的就不头痛了。

为什么呢?因为她这种头痛是长期受寒凉以后血管紧缩所致,不通则痛。

我们一旦给她吃温热的姜枣香菜汤,血管就舒张了,舒张了血脉就通畅,头就不痛了。这就叫通则不痛。

内消谷食。香菜可以消除食积，治疗消化不良。我们做菜的时候，喜欢切一些香菜，放在菜里。比如有些人做鱼汤或是别的吃食，会加香菜，这样吃起来不会觉得那么腻。所以香菜可以解腻。

春节前后，肥甘厚腻吃多了，我们就可以煮点香菜汤来喝，来帮助消化。这就叫内消谷食。

痘疹发生。麻疹不透可以用香菜。

这里跟大家分享一个超级案例，是我拜访吴拱成老先生那里得来的，他的师父号称揭阳儿科王。

他的师父有时候一天能看三百多位患者。每天跟他学习的弟子能围成一圈。流传小孩给他摸一下病都会好。这是夸张的说法，意思是他的口碑特别好。

每个人刚开始行医的时候，别人都不一定会立马相信他，因为他没名气，大家不知道他有没有真本事。

"儿科王"刚开始行医的时候，有一家人有两个孩子都得了麻疹，已经到了后期，都变成黑疹了，疹毒攻心了,呼吸都不畅。医院都摇头说没办法。

孩子父母实在没办法了,想到附近刚来了一个年轻医生,但又不知道他行不行,决定先抱一个孩子去试试看。

抱过去的这个孩子,老先生看后说就煮香菜汤,浓浓的喝上一碗就好。孩子喝了后,皮肤里的肿毒发出来,皮肤就慢慢变粉红了,最后就好了。

那个没送过来的孩子,因为没有吃着药,病逝了。

因为这事老先生声明远扬。他说,就小小一个香菜汤,硬生生把那鬼门关的孩子给救过来了。

所以孩子发热毛孔关闭不能出汗时,吃再多消炎药,也是用途不大的,因为毛孔关闭热就退不下去。

这也是我劝女孩子不要轻易抹太多口红跟指甲油的原因。

曾经有一个指甲油公司的小伙子,他为了庆祝,决定把指甲油在浑身都涂一遍。当涂到颈部的时候他就开始呼吸衰竭。他的同事赶紧叫救护车把他送往医院，但他还是在途中就病逝了。

因为我们人体毛孔也会呼吸，他把毛孔都给封住了，引发了呼吸衰竭。

毛孔开阖，呼吸通畅，身体才会健康。毛孔长期闭塞，就会引发很多病。

有句话叫：流汗不留病，留病不流汗。

我们每天运动锻炼，流出汗水，疾病在身体就留不住，如果不爱运动锻炼，不愿意流汗，就是把疾病给留住了。

所以常吃可以发汗的香菜对人体有益。香菜既可以作调料用，又可以治疗消化不良、食欲减退。

香菜气芳香，能开窍芳香化湿，所以有助于血液循环。

上次有一个打篮球的小伙子，他说他颈部很僵硬，经常觉得上课没劲，打不起精神，于是问我怎么回事。

我告诉他先喝点黄芪党参水，结果他泡茶喝了精神就来了，颈部也柔软不僵了，他问这是什么道理？

我说表面上这两味药治好了他,但要想治根本,他还得不熬夜。因为他认为自己打篮球可以使身体强壮,便经常熬夜,经常熬到夜里一两点。

你们看这个篮球,如果不给它打满气它就瘪下去了,也弹不起来。人也一样,如果晚上总是熬夜,把气都熬光了,就像瘪气的篮球一样弹跳都无力。

就像很多人走路觉得腿很沉重,抬不起来,有的人是湿重,有的人就是气不足了。

所以我们治疗湿证的同时要加一些黄芪、党参等补气的药物,这样人一补足气就可以像那篮球那样弹起来。没气的话,使尽全身的力气走路也很费劲。

我们打篮球,都要先把球的气给打足,不然刚上场就打得很费劲。

气不足的人,做什么他都提不起兴趣来。当你做任何事情提不起兴趣的时候,这就提醒你已经气虚了,需要补气。

我们养生就要补气跟早睡,早睡早起没病惹

你，就是这个道理。

篮球用打气筒就可以充气，人补气靠什么呢？就是靠睡觉跟吃饭，再加上呼吸新鲜空气。

我们在农场里挥汗如雨，深呼吸运动锻炼量大，流的汗越多，我们的气就越饱满。

再说韭菜，韭菜也是药。

韭味辛温。韭菜是辛温发散的。肚子冷痛，用韭菜捣烂以后榨出汁来喝，冷痛就会消失，因为韭菜汁是辛温的。

祛除胃寒。比如说孩子吃了凉饮冰冻得肚子痛，就可以用韭菜捣烂再炒热，然后敷在肚子上面，它比丁桂儿脐贴效果还好。

汁清血瘀。它的汁液可以清瘀血。

有些患者从树上掉下来，心脏闷痛昏厥，有瘀血堵在胸中，呼吸都不畅，怎么办呢？

如果家里有韭菜，就将韭菜捣烂以后，再配合一点小孩子的尿外敷伤处。瘀血损伤一定要用小孩子的尿，尤其是刚开始损伤，效果很好。既可以不用花什么钱，而且没有后遗症。

以前有一个人骑马车,有一天马车一拐弯翻车了,他被马车的棍子砸伤,另外还有五六个人有的断了腿,有的胸部受伤呼吸不畅。

然后医生就到邻近的村里,把孩子们通通叫过来,叫他们往大盆里撒尿。

将尿液给那些气闷昏厥的人灌下去,一会儿就有人苏醒过来。所以昏迷过去的患者灌喂了尿液能醒过来。这一招能急救。

以后我们遇到交通事故或者高处摔下来的患者,闷痛欲死,就能用小孩子的尿急救。实在没有的话,大人的尿也行,只要灌到他嘴里,他能吞下去,他这口气就能转上来。

在没药的时候,尿液无疑就是一个大药了。所以我们中医很厉害,必要的时候,毛发都可以作药。

子医梦泄。韭菜子也是药。遗精、滑精的患者可以用韭菜子。特别是老年人膀胱虚冷,晚上拼命跑厕所,而且小便无力,甚至滴在鞋上。

老话说,想想当年迎风尿千丈,而今顺风打

湿鞋。顺风小便尿还滴到鞋上，说明力气不够。比如最近疲劳气虚，要怎么办？

用韭菜子、黄芪、益智仁、金樱子、芡实这五味药煮成汤水一喝下去，小便就有力了。

一次小便就排很多尿液的人，体质一定差不到哪里去。有的老年人，小便几分钟都尿不尽，就是因为气虚。

河里为什么有很多垃圾？有些人说丢的垃圾多，这是一个原因。

第二个原因，上游的水势不够大，水势够大的话，即使是丢下的车马，它都能够冲到下游去。

如果水流不够大，可能丢两个塑料袋都冲不走。

所以人们只要小便量大又力足，病邪通通都会被带走。

有句话叫，凡治病必察其下。凡是治病一定要检察下面。

我们昨天讲了，看一个人身体好不好，要看五样，即看五快。

第一，是不是吃得快？吃得快不是说你吃饭

吃得多快，而是你看到饭就很想快点吃到嘴里。

第二，是不是睡得快？你们头碰到枕头，是不是三分钟入睡？如果没有这效果，就说明身体可能处于亚健康，不够好。

第三，是不是走得快？这里指的不是像跑步那样快，而是说走得是否像猴子那样轻盈、轻快，腿能够轻松的提起来。

第四，二便排泄快不快？如果一堵半个小时都拉不出来的，脏东西去得不快，身体很差。

第五，心中快不快乐？前面四个都具备了，只是身体健康，再加后面一个心里快乐，才能够身心健康。

所以我们中医健康的标准是很高的。

我们再看。我们金刚腿练了，还要练十二路弹腿。练踢腿可以抗衰老，想要延年益寿抗衰老，必须要练踢腿。但是有些人没力提不起来，怎么办？

我们有办法，用按摩棒戳通他的大叉穴，把筋脉搓通。还要让患者坚持晚上泡脚的习惯。

很多练武的人跟运动员，都不懂这个办法，所以他越练身体越伤。同样练篮球的两个小伙子，一个练得比较差的，一个练得很好的。练得好的不知道保健，练得差的来找我调理。

然后我告诉他晚上用川椒水去泡脚，结果，那练得很好的小伙子，打篮球水平和体力潜能都比不上这个刚开始不好的小伙子。这是什么道理？因为他弹跳力及各方面都提升了。

你们以前都打过乒乓球吧？乒乓球假如一不小心被一脚踩扁了怎么办？将它丢热水里一泡，它就膨胀起来，这是热胀冷缩原理。

所以当你的脚容易崴伤或者酸痛，可以到我们最好的温泉里泡脚。

一泡全身的经脉就都膨胀，所以温泉那边有八九十岁的老人还常去泡澡。

但是多洗澡伤气，泡脚不会。每天洗一次澡再加泡一次脚就好。

热水一泡脚底的经脉就放松变大了，静脉曲张等不通的症状都会减轻。而且常泡脚你会发现以前走路都拖着走，突然间脚能抬起来走了，说明身体在转好。

如果是之前抬起来走变成了拖着走，就说明身体开始变得不好了。

当八十岁老人开始拖着脚步走了，可能过不了多久他就会被门槛绊倒，因为他气不够用了，他的反应能力也在变慢。

一个人蹦跳蹦跳，就像安了弹簧，说明身体好。有句话叫：秋后的蚱蜢，看你能够蹦跶多少天？虽话不中听，却也很现实。意思是说蹦跶不起来的生命就开始要走向不好了。老年人若养成睡前一盆汤的习惯，就可以延年益寿。

我们再看大蒜。我们中医治病，大蒜也可以入药。

大蒜辛温。凡是辛香的药物都能定痛，还可以杀虫。但是大蒜杀虫要切碎了生吃。你若煮熟了，辛辣的气味就挥发掉了。

流感季节，特别是春天，周围很多人得流感的时候，可以捣一些蒜泥拌豆干或者拌一些青菜给孩子吃。不要吃很多，一次半调羹左右，别人可能一不小心就被流感传染了，吃了蒜的孩子可能就不会。

因为大蒜辛温可以解表，可以把毒素之类的排到体外。但是很多人会说他们以前经常吃大蒜，却没有这效果，为什么？煮得太熟了就没效果。

大蒜要起到医疗效果，一定要捣烂以后生吃。就一小勺像盐巴那么多，拌点菜吃下去，早上或者中午吃都好，可防止感冒。

化肉消谷。大蒜可以化解肉制品的腻滞。

为什么很多人做一些肉类食品要放一些蒜进去？一个是为了香，另外一个原因是，放了蒜的肉就没那么腻了。说明大蒜还可以开胃消谷。

解毒散痈。假如你肌肤表面有一些疮痈肿毒，将大蒜捣烂以后敷上去，用胶布固定。不管是疥癣还是疮毒，蒜泥敷上去后都会减轻。为什么呢？辛辣杀虫。

多用伤目。吃太多大蒜会对眼睛不太好。

凡物好处再多都要适可而止。糖可以补充人

体力量，但是吃糖过量却会伤牙齿。蒜可以消除身体里的杂质，但是多食蒜就会伤眼睛。

为啥呢？凡是辛辣过食了就会伤眼睛。因为辛归属于金。金克木，所以辛辣伤眼睛。

所以辣椒、蒜、鹿茸酒等辛辣之物吃多了，眼睛都会不太好。

这也是为何有的人在五六十岁时吃很多补酒，刚开始还觉得很舒服，但是到七十岁后，他的眼睛就几乎啥也看不到了。

我碰到一位患者，他喝了鹿茸酒以后，早上起来眼上都是分泌物，最后眼睛短暂失明，他吓了一跳。我让他赶紧拿大黄、甘草泡茶。

患者喝后酒劲从肛门泻出去，下午眼睛就清亮了，他直说那东西不能碰。

所以我说平时只要把胃口练好了，白米饭和大白面都是补品。如果胃口都没练好，就拼命吃补药，反而会把身体伤坏。

如果是腹泻，这里有一个很好的方子，是一个草医传给我的。他用这个方子治好腹泻患者，大概有三百例，都是逢年过节来找他的。

他在家里把大蒜捣得很烂，让患者拿回去冲白糖水，一般是吃一次就好，很少吃两次的。

腹泻缠绵不尽在中医学中叫滞下。正常情况下，排便是排得比较干净的，排不干净大便就会黏在肠壁里，然后在肠道中产生很多菌毒。

大蒜配白糖治腹泻效果很好。白糖能缓急止痛，新鲜的蒜泥可以杀虫止痢。就这么简单的小招法，却有这么好的效果。

孩子百日咳，你们都知道吧？一咳咳个一百日那还得了？我们在这里吃饭，孩子就在那里咳，大家都吃他的口水，觉得很不爽，怎么办呢？

给他配点大蒜、红糖、生姜，一起捣烂了喝下去，他咳嗽就会止住。

我们再接着来看。为什么同样都是过来听课的，有些学生表现为学习记忆力好，有些学生表现出学习很有耐心。

我讲半年课，有的学生可以半年都过来听。凡是有耐力的人都是脾肾比较好。凡是爆发力强的人，比如一开始很热情的，都是心肺比较好的。

所以我们看一个人是否有爆发力，就看他心肺；看一个人是否有持久力，就看他脾肾。

我们给孩子把脾肾补好，他原来跑一千米都跑不了的，也能坚持下去。

我们想要强大的心肺，可用桂枝汤，孩子原来五十米冲刺跑不及格，喝了桂枝汤后就可以得八十分。

怎么让一个人既要像兔子跑得快，又要像乌龟跑得耐呢？那就是要补心肺，强脾肾。因为一个人心肺强了，他爆发力就好；脾肾强了，他的耐力就好。

有的人可能还优柔寡断，可能是肝胆有堵塞。我们可以去观察，凡是优柔寡断的人，女性多数有乳腺增生，男性多半有胆囊炎。基本上是一看一个准的，但不排除也有例外。

优柔寡断的人，他做件事下决定就要三天，甚至更长时间，本来只是一个小决定，他也会在那里像拉锯一样锯来锯去，锯了三天，还是定不下来。

我们给他疏肝理气，那他下决定就会像箭一样快。

所以有的人优柔寡断，不是他性子的问题，是他身体气机不通畅，才会优柔寡断。

我们再看食盐。食盐味咸。盐也是一味药。咸能干什么？咸能润下。

如果你很容易上火，早上起来眼分泌物很多，眼睛很痛，又咽干口苦，你就可以喝点温热的淡盐水。

有人说，他喝淡盐水效果不理想，那是因为喝的方法不对。一杯淡盐水，要趁热的一口一口喝，慢慢喝下去，像打点滴那样慢。

我们打吊瓶，医生没有一下子把满瓶都灌到血脉里去吧？直接灌下去你就完了。

所以你要情愿用上十分钟的时间把500毫升左右的淡盐水一点一点喝下去，喝下去再动一下，喝下去再动一下，它慢慢就起到交通心肾、滋阴降火的效果。有些人像猪八戒吃人参果咕噜咕噜一气喝完，怎么会有效果？

要像陆羽品茶一样，慢慢品才有效果。因为口水就含有肾精，叫津汁玉液。其实你吞了一杯温盐水，就等于吞了一杯唾沫。

吞了一杯唾沫呢，就等于补了一杯燕窝。燕窝不就是那金丝燕在悬崖上柱壁上留下的唾沫嘛。

其实我们自己的唾沫比燕窝还贵重，只是很多人有唾沫不知吞而已。道家所有人练功，都会有一个动作，舌抵上颚。

舌头一抵上颚，任督二脉一接通口水就下来，一点一点吞下去就能达到滋阴五脏六腑的效果，使耳聪目明。所以这一招非常好。

能吐中痰。患者中焦有痰堵塞，喝点淡盐水他就可以吐出来。怎么个吐法呢？

有一个小孩子吃萝卜干，呛在食道里吞不下也吐不出来，噎得整个脸色都发黑，情况很危急，怎么办呢？

这时候老医生出了个主意，让给孩子赶紧大碗喝盐水，不论两碗还是三碗，只要孩子能喝下去就行，一灌下去，就用手一直去抠孩子的喉咙。

这样做就会引起患者反射性地呕吐，紧接着患者连淡盐水带萝卜干都吐了出来，孩子就得救了。

我们如果被一些东西噎住的时候都可以用这种涌吐法，但是一定要先喝够淡盐水，这样淡盐水会很快把那些杂物冲出咽喉。

心腹卒痛。患者心腹痛，或是有些食积，喝淡盐水能够缓解不适。

过多损颜。如果吃太多咸的东西，人的面貌会变得不好看。很多老年人就面色偏黑，他们的饮食通常偏咸。

我们去市场里可以看到，刚杀的鸡和刚杀的鸭流出来的血是鲜红色的，一把盐散下去，血就立马变黑变凝固了。

所以盐吃得太多，人体的血液会流动慢，长时间下来就会有色素沉积，肤色就变黑。血液流动快了，人也就很灵活很轻盈。

死水不流，流水不死。流动的水色彩会很好看。

如果患者体内血液不流通了，那脸色就会很

差。这时我们就要多服用一些玉米须之类的药物。

所以如果有高血压症、高胆固醇症、高尿酸血症的患者，饮食要清淡一点，不清淡的话就很伤身体。

盐还能够清火，我们用温盐水刷牙，牙痛会减轻。特别是喝酒、吃煎炸烧烤导致的牙痛，用温盐水刷完了牙，疼痛感就减轻了。

盐还可以治疗目热肿痛、咽喉肿痛、溃疡，还可以止痒。

比如我们用盐炒的一些药，就可以加强药物降火的功效。

我们今天到这里，更多精彩在明天。

# 方药集锦

**1. 脂肪瘤**

糖醋萝卜。

**2. 乳腺包块**

小金丹加糖醋萝卜。

**3. 子宫肌瘤**

桂枝茯苓丸加糖醋萝卜。

**4. 瘟疫**

阿魏磨成粉冲服。

### 5. 疥疮

硫黄跟水银制成软膏。

### 6. 皮肤里有虫菌

青黛、珍珠粉、轻粉配伍外用。

### 7. 大小便不利

轻粉小剂量内服。

### 8. 水肿胀满，肝硬化腹水，二便不利

舟车丸。

### 9. 肝癌

小剂量服用砒霜可以控制病情。

### 10. 痔疮

砒霜、硫黄、枯矾、雄黄、硼砂同用，又叫"枯痔散"，痔疮一碰到就立马枯萎。

### 11. 寒痰哮喘

紫金丹，药里含有少量的砒霜。

## 12. 带状疱疹

二味拔毒散：雄黄、白矾。

## 13. 肌肉痈毒、息肉包块

醒消丸：麝香、雄黄、乳香、没药。

## 14. 乳痈、乳癌

小飞扬草捣烂了外敷加内服，内服时要跟瘦肉一起煮。

## 15. 蛇虫咬伤

雄黄、五灵脂打成粉末用酒调服加外敷。

## 16. 肝火上炎、喝酒、发怒导致的眼红目赤眼痛

八宝眼药水。

## 17. 高热抽搐

珍珠丸，含有珍珠、朱砂、麝香。

## 18. 溃疡疮疡

复方珍珠散。

### 19. 口腔溃疡

珍黄散：珍珠、牛黄。

### 20. 中风痰迷心窍

安宫牛黄丸。

### 21. 高热不退，魂魄不定

牛黄研成粉末，加竹沥水或者竹叶心的水同服。

### 22. 小儿惊痫

牛黄散。

### 23. 心火长疮

牛黄解毒片或牛黄解毒丸。

### 24. 小便带血

琥珀散：琥珀、蒲黄、海金沙、没药。

### 25. 痤疮、疮疤、痘印

润肤霜里加血竭调成膏状外用。

### 26. 疮痈久不收口

生肌散。

### 27. 跌打损伤、瘀血攻心

七厘散。

### 28. 妇人产后乳汁不下

石钟乳。

### 29. 肾阳不足，膝盖冷痛，夜尿频多

阳起石丸或阳起石、鹿茸同用。

### 30. 阴虚燥热的干渴或吃西药引起的口干舌燥

桑椹子。

### 31. 阴血不足，须发早白

首乌延寿丹。

### 32. 胃溃疡，幽门螺杆菌，胃疼痛肿胀、反酸

单用蒲公英30～50克，煮水食用，连服一个月。

### 33. 急慢性胃炎、胃溃疡、胃痛

辨证方中加20～30克蒲公英。

### 34. 眼珠疼痛、眼红目赤

一次服用蒲公英 50~80 克。

### 35. 眼睛干痒

桑叶、蒲公英中任一味药,取 30~50 克煎水内服,或联合脚底按摩。

### 36. 肺结核、肺热

辨证方配伍蒲公英可以减轻症状。

### 37. 食物中毒

先蒲公英、甘草煮水喝,如还有些不适,再辨证、论治、开方。

### 38. 暴突的顽固痤疮

四逆散加五味消毒饮。

### 39. 痰热壅堵胸肺

千金苇茎汤:桃仁、薏苡仁、冬瓜仁、芦根、鱼腥草、蒲公英。

### 40. 慢性尿道炎

复方石韦片。

### 41. 尿道淋漓赤痛

八正散。

### 42. 阴道炎、尿道炎、宫颈糜烂等妇科疾病

外洗方加萹蓄、蛇床子、苦参等常用外洗药物。

### 43. 严重缺水导致的小便不通，尿道刺痛

萹蓄、石韦或车前子各 30 克，水煎服。

### 44. 结石

生鸡内金粉温水送服，连服数月。

### 45. 尿失禁、痢疾、崩漏

辨证配伍加鸡内金，会很有疗效。

### 46. 小孩子食积心烦燥热

鸡内金片。

### 47. 妇人产后体虚乳汁不足或乳汁不通

鲤鱼煲黄芪、当归、党参、王不留行、路路通，

既补又通。

### 48. 肝硬化腹水
鲤鱼赤豆汤。

### 49. 咳嗽、气喘、胸闷
姜、醋、鲤鱼一起煮食。

### 50. 胎动不安
鲤鱼汤里加一些紫苏梗、白术。

### 51. 中老年人尿频、尿急、腰酸腿软
辨证方里加水陆二仙丹（芡实、金樱子）。

### 52. 妇人带下、白带量多、清稀
完带汤加莲子、芡实。

### 53. 湿热带下
单用益黄散，也可配伍四妙散。

### 54. 心火旺失眠
石莲子配以麦冬煮水服用。

### 55. 热毒和严重的噤口痢

开噤散。

### 56. 尿道炎、膀胱炎、小便黄热的、尿痛、顽固口腔溃疡

导赤散。

### 57. 酒毒心热、心烦失眠

莲藕汤。

### 58. 吐衄血

藕节煎服。

### 59. 小便出血

鲜榨莲藕汁加蜂蜜。

### 60. 走路有气无力、心慌心跳

大枣、龙眼肉蒸熟吃。

### 61. 心脾缺血，白细胞、红细胞低

单用或合用龙眼、枸杞子或者大枣。

## 62. 饿得心慌发抖

两餐之间吃龙眼肉。

## 63. 妇人记忆力差、血少、用脑过度、心慌心跳没力

归脾丸。

## 64. 体力过度消耗

补中益气汤。

## 65. 虚弱崩漏

归脾丸配伍 20～30 克白芍。

## 66. 老年人保健

多吃点莲子、莲须、芡实、山药，可以涩精固髓。

## 67. 梦遗、滑精、尿频

金锁固精丸。

## 68. 急性泄泻、牛皮癣

石榴皮。

### 69. 久痢肛脱

补中益气汤加石榴皮,或者单用石榴皮捣烂以后冲服。

### 70. 放疗化疗以后身体差

喝淮山药汤或者粥油。

### 71. 痰满壅堵胸肺

四逆散加下气的三子养亲汤(紫苏子、莱菔子、白芥子)。

### 72. 大便不通、肚子胀满

辨证方配伍加炒莱菔子、决明子,或重用莱菔子粉。

### 73. 癫痫癫狂

单用生莱菔子。

### 74. 妇人产后腹痛

砂糖再加点生姜粉,或姜汁冲服。

### 75. 焦虑致失眠,低血糖心慌

饴糖化开温服。

### 76. 干咳、少痰、气弱声音低

饴糖、蜂蜜泡水喝。

### 77. 肚子冷痛

小建中颗粒。

### 78. 小孩子大便不通

少量麻油内服。

### 79. 痈疮肿毒

麻油调和一些醋，内服外用都可以。

### 80. 妇人白带量多

白果加白糖煮来吃。

### 81. 小便浑浊

白果、莲子、芡实煮水食用。

### 82. 老人肾中津液少，大便不通

每日3个核桃。

### 83. 垂老发白，牙齿松动

青娥丸：补骨脂、杜仲、核桃。

### 84. 痰湿

二陈汤。

### 85. 干咳、燥咳

川贝雪梨羹。

### 86. 高烧以后口干渴

实用梨汁、藕汁、芦根汁、马蹄汁、麦冬汁等清热生津之品。

### 87. 各类痔疮，大便困难，虫积腹痛

单用榧子，或是痔疮药里可以加。

### 88. 酒后呕吐、胃热呕哕、痰热扰心

竹茹煮水喝。

### 89. 胃虚呕吐，放疗以后无法进食

橘皮竹茹汤。

### 90. 大病、久病体虚

加护胃四药：姜、枣、人参、甘草。

### 91. 脂肪肝、痰热扰心失眠

温胆汤：二陈汤加枳实、竹茹，严重失眠可配伍四逆散。

### 92. 小孩子高热不退

竹叶心7～11根，煮成水加几块冰糖。

### 93. 心烦浮躁，痰热很重又带喘

清宫汤。

### 94. 发热以后干渴心烦

竹叶石膏汤。

### 95. 痰热阻胸、阴虚痰火、汗热烦渴、狂躁梦多

竹沥水，脾胃虚寒的患者服用时可以加点姜汁。

### 96. 小儿高热

犀角粉、羚羊角粉加一点竹沥同服，还可以加点牛黄。

### 97. 痰堵胸肋引起的咳嗽

服用保和丸以后，再吃点萝卜。

## 98. 窿闭成淋

灯心草、竹叶、王不留行、琥珀煮水内服。

## 99. 崩漏下血

胶艾汤（阿胶、艾叶加上四物汤）。

## 100. 痛经

温经汤。

## 101. 胃痛、心腹痛

男性患者，用艾叶加乌药；女性患者，用艾叶加香附，如艾附暖宫丸。

## 102. 子宫严重畸形、不孕

艾附暖宫丸加紫河车。

## 103. 眼睛热肿痛、热毒、药毒、中暑、烦热口渴

单用绿豆煮浓汤。

## 104. 孩子高热不退、痘疮

三豆饮：绿豆、赤小豆、黑豆，清三焦热毒。

### 105. 小孩子丹毒或者皮肤长疮

大黄、薄荷、绿豆研成粉末，再用蜂蜜调成膏外用；普通的疮肿，绿豆粉加蜂蜜调成膏体。

### 106. 肚腹冷痛腹泻

川椒跟糖一起煮水喝，严重时用川椒、苍术泡水喝。

### 107. 心腹冷痛

胡椒猪肚汤，或单用胡椒粉拌粥吃、拌菜吃，或胡椒粉洒在风湿帖上贴到肚脐或胃周围，两三天贴1次，3~5次。

### 108. 胃胀

麝香风湿膏上面洒些胡椒粉，再点几滴活络油，将膏药贴在肚脐上。

### 109. 孩子腹泻，大便水样

丁桂儿脐贴上洒些胡椒外敷。

### 110. 跌打损伤、筋骨拉伤

胡椒粉配伍三七粉内服,暖胃祛寒又活血化瘀。

## 111. 寒咳久不愈、手脚冰凉怕冷

半勺胡椒粉跟粥同食。

## 112. 癫痫

把胡椒劈成两半,用胶布把一半贴在大椎穴,把另外一半贴在陶道穴。

## 113. 失眠严重

风湿膏加上蒜泥、胡椒一起敷,失眠又手脚冰凉的患者,可贴在涌泉穴。

## 114. 大便干结、肠燥津枯

喝蜂蜜水,或制作蜂蜜栓外用。

## 115. 气虚、瘦弱

黄芪甘草茶:炙黄芪、炙甘草6:1的剂量煎水。

## 116. 肛瘘、肛门溃烂

马齿苋捣烂塞入肛门,一次用量拳头大小,一天换药8～10次。

## 117. 肝胆热、眼痛

马齿苋凉拌吃，可以加点醋或蒜酱。

## 118. 腹泻时肛门热痛

马齿苋跟凤尾草同服。

## 119. 外感风寒

葱豉汤（葱白、豆豉），或生姜、淡豆豉，或生姜、葱白煮水，或香菜汤。

## 120. 伤寒头痛

红糖葱白粥：葱白、红糖最后下。

## 121. 大小便不通

葱捣烂切碎后放在锅里炒，趁温热敷到肚脐里头，然后再加一个热水袋保持温度。

## 122. 风寒头痛颈僵

姜枣香菜汤：生姜、大枣、香菜切碎煮汤，香菜最后下锅。

## 123. 痘疹不透

单用香菜。

### 124. 凉饮肚痛

韭菜捣烂再炒热外敷肚子。

### 125. 瘀血损伤

韭菜汁加小儿尿液。

### 126. 疲劳气虚

韭菜子、黄芪、益智仁、金樱子、芡实。

### 127. 流感、普通感冒

半调羹蒜泥拌青菜，一定要捣烂以后生吃。

### 128. 痢疾

大蒜捣烂冲白糖水。

### 129. 小儿百日咳

大蒜、红糖、生姜，一起捣烂冲服。

## 精彩回顾

1. 爬山是最好的升阳除湿的方法。
2. 上床萝卜下床姜,不劳医生开药方。
3. 大战之后必有大疫。
4. 埋蛇享宰相之荣,救蚁中状元之选。
5. 行善积德可以改变命运。
6. 所有的好运跟惊喜,都是你长期累积的人缘跟善良感召来的。
7. 一干二净的衣服,源自于你常去搓洗;一清二白的身体,源自于你常运动练习。
8. 得其要领,画龙点睛。不得要领,依葫芦画瓢没效果。

9. 世间好语书说尽，天下名山僧占多。

10. 无事真神仙，读书大福报。

11. 你如果有心，四十、五十岁都是少年；你没心的话，现在你已经老了。

12. 真人之心，若珠在渊；常人之心，若瓢在水。

13. 君子求诸己，小人求诸人。

14. 皮之不存，毛将安附？

15. 人要以万物为师，不能只以一个老师为师。

16. 符合中道、不过度的医学，就是中医。

17. 饮食有节，起居有常，不妄作劳，不过度，就很符合中道。

18. 食其时，百骸理。

19. 肺为水之上源，膀胱为水之下源。

20. 阳气足则百病除。

21. 师傅可以传你功，但不能传递火。

22. 天底下好效果跟奇迹往往就出现在虔诚认真的人身上。

23. 图难于其易，为大于其细。

24. 百种弊病，皆生于懒。

25. 一个人一旦骄傲，衰相就露出来。

26. 高以下为基，贵以贱为本。

27. 若想千人头上过，必先万人脚下行。

28. 亲近有德者是为最吉祥。

29. 并不是太阳不照顾你，而是你在阴影里头走不出来。

30. 世间最厉害的人有两种：第一类是觉悟者，第二类是紧跟靠近觉悟者的人。

31. 只要有一个训练的心愿，身体就会得到完全改革、改变。

32. 以技服人，以德起家。

33. 我觉得除了良言善语，没有一件东西能让人心里一辈子暖洋洋。

34. 我从来都没有想过，我不能站起来。

35. 该练功的时候要比谁都认真，该讲话闲聊的时候就要比谁都放松。

36. 池塘深则储鱼多，呼吸深沉脏腑精力多。

37. 贪名图利莫入此堂，高谈阔论请走他路。

38. 练兵之道在于练将。

39. 为人做事都离不开脏腑。

40. 真诚为世人所需,即使千里以外,也会有人来请你。

41. 多言必败,多疑必坏,多思必殆。

42. 万物生长,都是有阴有阳。

43. 饥者米饭香,饿时汤粥棒。

44. 靠别人靠一时,靠自己才长久。

45. 不与多疑人共事,不以多话人共事,不与好利人共事。

46. 夫子讲,屡教不改是为贼也。

47. 胃不和,则卧不安。

48. 把别人的优点学为己用的人,就是龙的传人。

49. 男子要学龙,集百艺于一身;女子要学凤,做到不唉声叹气,不乱发脾气。

50. 这世界上,没有绝对的坏事。

51. 犀角解乎心热,羚羊清乎肺肝。

52. 只有老人才会说路远,年轻时没有远路。

53. 有心就没有远路，没心寸步难行。有心，世界可去。

54. 管住嘴，迈开腿。

55. 一勤天下无难事，五勤天下皆易事。

56. 只要敢直面死亡，天底下就没有难事。

57. 饭后百步走，睡前一盆汤。

58. 做喜欢的事情，人是不会累的。

59. 悔不嫌迟，学不厌早。

60. 很多时候，不是活儿重，而是你不喜欢，是你没乐趣。

61. 最大的医院有时并不是高高的建筑，而是大自然天地各处景点。

62. 一位医生把癌症患者变为健康不是最高明的，他要能把癌症、重症的患者变成医生，那才是真高明。

63. 即使百战不利，也不能丧失志气。

64. 不怕你千次失败，就怕你一次站不起来。

65. 瓜无滚圆，人无十全。

66. 有一分坏脾气，身体里就有一分痰浊。

67. 种上庄稼没杂草，养成好习惯就不会有恶习。

68. 表解一身轻，肠通一身劲。

69. 流汗不留病，留病不流汗。

70. 早睡早起没病惹你。

71. 凡治病必察其下。

72. 死水不流，流水不死。

# 后 记

"死保肺胃，清理胱肠。"

这是愈病的心法口诀，把身体的浊水浊渣清干净，同时坚守正气，这叫扶正祛邪。

身体上的垃圾，我们可以通过药物来排出去。

心灵上的垃圾，我们可以通过释放来扫出去。

很多人常常压抑自己的情绪，不懂得如法地释放，导致心灵扭曲，情绪动荡，疾病缠身。

心灵上的垃圾，其实是时时都在释放的。

当你感到痛苦、烦恼、郁闷、生气种种情绪时，这便是需要清理心灵垃圾了。

这时我们只要守住本心，护住正念，让自己平静就好。

如果你抓住烦恼的垃圾不放，去批判它、攻击它、打压它，那么你的心就会被感染，垃圾被抓住，就得不到清理。

每次的释放，你都用这种对抗的方式，那么垃圾会被打包起来，存放越多，痛苦就会越深。

这便是为什么现代人心灵上越来越压抑、越来越痛苦的原因，这也导致身体上的病痛越来越难以疗愈。

健康养生，首先要懂得释放心灵的垃圾，不对抗，不打压，不排斥，不逃避，不拧巴。

始终保持平静、正念的生活，痛苦就会愈轻，智慧就会愈明，幸福自然不期而至。

《〈药性歌括四百味〉白话讲记⑦》已经完成，敬请期待下一部。